W0203734

Chris Flaig

Das OPC Buch

Die Quelle der Gesundheit

Impressum

Wir hoffen, dass Sie viel Freude mit unserem Buch haben. Bitte teilen Sie uns doch Ihre Meinung mit. Hierzu können sie uns ganz einfach eine E-Mail schicken unter: support@sports-health.de.

1. Auflage 2017

ISBN 978-3-00-057161-9

Inhaltsverzeichnis

Liebe Leserin, lieber Leser,

Das OPC ist eines der Wundermittel von Heute. Auf den folgenden Seiten werden Sie alles was sie über OPC wissen müssen erfahren. Sie werden Einblicke über die Herstellung, Wirkung, Einnahmeempfehlung bekommen und werden verschiedene Analysemethoden kennen lernen.

Außerdem wird Ihnen beim Lesen sicherlich auffallen, dass sich unter einigen Kapiteln Links und QR-Codes befinden. Diese Links und QR-Codes verweisen auf von uns gedrehte Videos. In diesen Videos bekommen Sie weitere und ergänzende Informationen zum jeweiligen Thema des Kapitels.

Die QR-Codes können Sie mit einer Codereader-App, wir würden die kostenlose App „i-nigma" empfehlen, einscannen. Anschließend können

Sie das Video ganz gemütlich auf ihrem Smartphone oder Tablet-PC ansehen.

Kleiner Tipp: Installieren Sie die Youtube-App um die jeweiligen Videos direkte in der App anschauen zu können.

OPC – kleines Mittel, große Wirkung

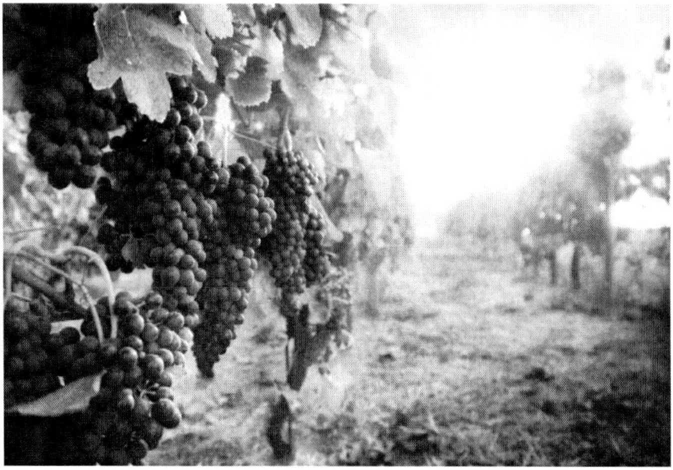

Gesundheit ist schon lange kein rein medizinisches Thema mehr. Wer sich für Gesundheit interessiert, wird schnell merken, worum es geht: Nicht nur um Symptome und Diagnosen, sondern in erster Linie um Lifestyle, Entspannung, Ernährung und Fitness. Kurz: Um all das, was gesund hält oder gesundmacht. Beschäftigt man sich näher mit der Thematik, so fällt auf, dass die oben genannten Bereiche nicht isoliert voneinander stehen, sondern einen Zusammenhang untereinander aufweisen. Wer z.

B. Sport treibt, wird sich früher oder später auch für gesunde Ernährung interessieren. Wer sich mit Entspannung befasst, wird sich Fragen zum Lifestyle stellen. Bei den Themen zur gesunden Ernährung ist immer wieder von Nahrungsergänzungsmitteln zu lesen. Eine Sonderrolle nimmt hier OPC ein, denn dieses Mittel ist ein Allrounder, wenn es um die positiven Effekte geht. OPC fördert das Immunsystem, sorgt für eine glatte und geschmeidige Haut, ist ein natürliches Face-Lifting, fördert die Wundheilung, hilft bei Hautstörungen, kräftigt das Haar, hilft den Augen, schützt das Herz und die Blutgefäße, senkt den Cholesterinspiegel, wirkt gegen PMS, mildert allergische Reaktionen, bewahrt Nerven und Gehirngewebe vor oxidativen Attacken, hilft bei Krampfadern, Schwellungen und Ödemen, kann auch bei Krebs eingesetzt werden, und wirkt im Allgemeinen lebensverlängernd. Es klingt wie eine biologische Wunderwaffe, denn hinter der Abkürzung „OPC“

verbirgt sich nichts weiter als Traubenkernextrakt bzw. umgekehrt: Traubenkernextrakt enthält OPC, was die Abkürzung für „Oligomere Proanthocyanidine“ ist, ein Stoff, der in Pflanzen natürlich vorkommt.

Die Entdeckung von OPC ist noch relativ jung und reicht auf das Jahr 1948 zurück. Allerdings sind sie aufgrund ihres natürlichen Vorkommens seit jeher Teil der menschlichen Nahrung. Seitdem die zahlreichen Vorteile von OPC bekannt geworden sind, werden diese Verbindungen auch zusätzlich eingenommen, um gezielt von den positiven Eigenschaften profitieren zu können. Wenn OPC über den natürlichen Konsum hinaus eingenommen wird, handelt es sich um Nahrungsergänzung. Wer diese optimal nutzen will, muss einige Dinge beachten, wie etwa die Auswahl passender Produkte, individuelle Einnahmeempfehlungen, Gütesiegel oder Zusatzstoffe. Wer sich für OPC interessiert, sollte außerdem mehr wissen als nur die guten und bekannten Effekte. Wo kommt OPC her? Wie wird es gewonnen? Was ist Antioxidans? Welche Einnahmeformen gibt es? Sind Kombipräparate eine Alternative? Diesen und weiteren Fragen soll im vorliegenden Buch nachgegangen werden, um OPC als das würdigen zu können, was es ist, ein einfaches, aber probates Nahrungsergänzungsmittel mit zahlreichen positiven Eigenschaften. Dazu ist das Buch wie folgt aufgebaut:

Im Folgenden wird das Phänomen „OPC“ beschrieben. Was genau ist es? Wo kommt es her? Kann man es herstellen? Wenn ja: wie? Außerdem werden Lebensmittel vorgestellt, in denen OPC natürlicherweise enthalten ist. Anschließend wird auf die Ergänzungsmittel in Kapselform eingegangen.

Kapitel 3 beschreibt und erklärt sämtliche positiven Wirkungen von OPC. Das Kapitel soll darüber aufklären, bei welchen Problemen OPC wie helfen kann. Es wird auf Präventionen wie auf therapeutische Wirkungen eingegangen.

Im vierten Kapitel werden Kombipräparate vorgestellt. Dabei wird besonders auf die Kombination mit Vitamin D3 und Vitamin K2 eingegangen, weil es sich hierbei um eine sehr starke Verbindung handelt.

Im fünften Kapitel werden mehrere Analysemethoden vorgestellt, was für die Deklarationen von Händlern wichtig ist.

Kapitel 6 enthält Zusatzstoffe, die nicht bedenkenlos eingenommen werden sollten.

Das siebte Kapitel stellt nochmal alle Hinweise zusammen und gibt einen allgemeinen Überblick zum Kauf und Gebrauch von OPC-Präparaten.

Als letztes Kapitel gibt es ein Fazit, in welchem eine Bilanz gezogen wird.

1 OPC – Was es ist und wie es wirkt

Oligomere Proanthocyanidine werden als OPC abgekürzt. Aus chemischer Sicht sind es Stoffe, die natürlich in Pflanzen enthalten sind und der Gruppe der Flavanole angehören. OPC hat weite Bekanntheit als Nahrungsergänzungsmittel, wobei es in Lebensmitteln mehr oder weniger vorhanden ist. Ergänzungsbedarf besteht zumeist, wenn man unter bestimmten Störungen leidet und die Zufuhr von OPC eine alternative Anwendung zur Linderung oder Heilung sein kann.

1.1 Was ist OPC?

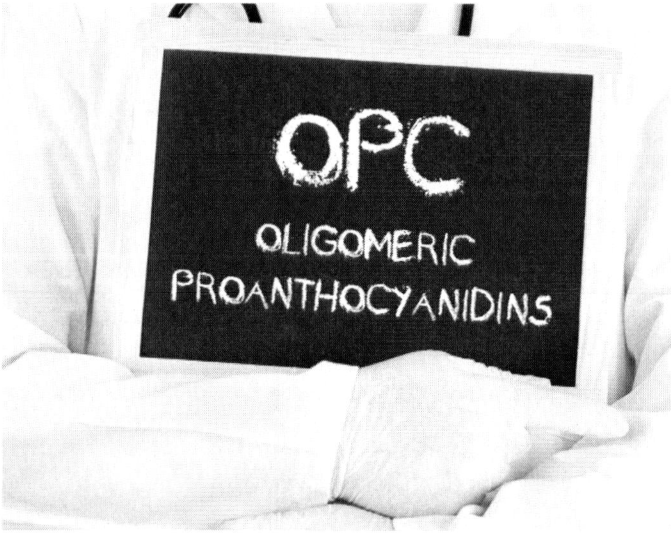

OPC wird aus Traubenkernextrakt gewonnen und ist ein Antioxidans. „Extrakt“ kommt aus dem Lateinischen *ex-tractum* und kann mit „herausziehen“ oder „das Herausgezogene“ übersetzt werden. Es handelt sich also um Stoffe, die aus etwas herausgezogen bzw. gewonnen wurden. Im Falle von OPC handelt es sich um eine Verbindung, die aus Traubenkernen gewonnen wird. Ein hoher Gehalt an OPC befindet sich außerdem in Äpfeln, Kokosnüssen, in der Rinde von Kiefern und in dem roten Häutchen von Erdnüssen. Bei Pflanzen hat das OPC die Aufgabe, vor zu hoher UV-Strahlung, extremen Klimaschwankungen, Feuchtigkeit, Schimmelbildung und Fressfeinden zu schützen. Um den Wert von OPC für den Menschen würdigen zu können, doch zunächst der Reihe nach:

1.1.1 OPC ist ein Extrakt – Wie wird es gewonnen?

OPC wird aus Traubenkernen gewonnen. Früher hat man diesen Kernen kaum Beachtung geschenkt. Sie vielen als Abfallprodukte in der Weinproduktion an. Erst, als man den Wert der Traubenkerne für die menschliche Gesundheit entdeckt hat, trat hier ein Bewusstseinswandel ein – gewissermaßen vom Abfallprodukt hin zum Gesundheitsprodukt. Was manche mit drei Gläsern Rotwein am Tag schaffen, nämlich effektive antioxidative Wirkungen im Körper, kann man mit den Kernen deutlich besser schaffen, zumal man seinem Körper so keinen Alkohol zuführen muss.

Um das OPC zu gewinnen, werden die Trauben gekeltert. Darunter versteht man das Auspressen der Trauben, um so deren Saft zu gewinnen. Die Trauben werden solange gepresst, bis nur noch die Kerne zurückbleiben. Diese werden selbst noch einmal gepresst, um so das Traubenkernöl zu gewinnen. Was übrig bleibt sind die Schalen der Kerne. Diese haben den höchsten Gehalt an OPC. Die Schalen werden gemahlen. Dadurch erhält man das Traubenkernmehl. Dieses wird in Kapselhüllen gefüllt. Im Grunde war dies der Herstellungsprozess für OPC als Nahrungsergänzungsmittel.

Diese Beschreibung mag etwas kurz greifen, zeigt aber im Wesentlichen das Herstellungsverfahren auf. Im Detail ist das

Extraktionsverfahren deutlich komplexer, weil das OPC von anderen Bestandteilen der Rohstoffe getrennt werden muss.

Im Extraktionsverfahren sollte auf Chemikalien verzichtet werden. Schonende Verfahren sind bereits mit Wasser und Alkohol möglich. Je weniger Chemikalien im Einsatz sind, desto geringer ist das Risiko chemischer Rückstände im Produkt.

1.1.2 Unterschied zum Traubenzuckerextrakt

Viele Nahrungsergänzungsmittelhersteller bieten Traubenkernextrakt an, was von Laien oft mit OPC verwechselt wird. Doch OPC unterscheidet sich vom Traubenkernextrakt. Dieser bezeichnet nämlich die Gesamtsumme aller wasserlöslichen extrahierten Stoffe aus Traubenmehl. Die meisten Traubenkernextrakte bestehen zu 90 bis 100 % aus Polyphenolen, von denen nur ein Teil aus Proanthocyanidinen besteht. Dieser Anteil an

Proanthocyanidinen unterteilt sich wiederum in Monomere, zu denen Catechine und Epicatechine zählen, und schließlich in OPC. Hochwertige OPC-Produkte bestehen zu 95 bis 100 % aus Polyphenolen, von denen in der Regel ungefähr 40 % reines OPC sind.

Deshalb sollte beim Kauf eines OPC-Produktes darauf geachtet werden, dass es nach der Masquelier-Methode hergestellt ist und dass bei den Angaben der Inhaltsstoffe der tatsächliche OPC-Wert angegeben wird. Wenn ein Unternehmen damit wirbt, dass ihr Produkt 95 % enthalten würde, sagt das noch nichts über den wirklichen OPC-Gehalt aus. Am besten ist es, wenn das Produkt von einem unabhängigen Institut auf seinen OPC-Gehalt untersucht wird. Daraufhin sollte ein Zertifikat erstellt werden, das den Gehalt an Polyphenolen, Proanthocyanidinen und OPC ausweist. Gute OPC-Produkte enthalten 95 bis 100 % Polyphenole und 70 bis 90 % Proanthocyanidine.

1.1.3 Was ist ein Antioxidans?

Ein Antioxidans ist, wie der Name vermuten lässt, etwas, das gegen Oxidation wirkt. Es handelt sich um chemische Verbindungen, die eine Oxidation von anderen Substanzen verlangsamen oder völlig behindern. Für die Gesundheit des Menschen sind Antioxidantien von hoher Bedeutung. Sie fungieren nämlich als Radikalfänger. Sie fangen reaktive Radikale ab und verhindern so deren Wirkungen. Im menschlichen Organismus inaktivieren Antioxidantien reaktive Sauerstoffspezies. Wenn diese zu häufig vorkommen, kommt es zu oxidativem Stress, welcher als Ursache für Alterungsprozesse und vielerlei Krankheiten angesehen wird.

Oxidativer Stress

Oxidativer Stress meint eine Stoffwechsellage. Er ist dadurch gekennzeichnet, dass die Menge reaktiver Sauerstoffverbindungen so groß ist, dass das physiologische Ausmaß überschritten ist. Normale Zellen können reduzierende oder oxidierende Stoffe neutralisieren, weil sie oxidierende und reduzierende Stoffe eingelagert haben. Kommt es hier zu einem Ungleichgewicht, ist die Reparatur- und Entgiftungsfunktion der betroffenen Zellen überfordert. Die Folge sind Schädigungen aller zellulären und extrazellulären Makromoleküle. In neueren medizinischen Untersuchungen erforscht man den Zusammenhang zwischen oxidativem Stress und neurodegenerativen Erkrankungen. Bisher konnten Studien die Parkinson-Krankheit in diesem Kontext einordnen. Die Forschungen zeigen nämlich, dass es einen Zusammenhang zwischen dieser Krankheit und einem Übermaß freier Sauerstoffradikale unter Eisenbeteiligung gibt. Der oxidative Stress begünstigt eine schädliche Umwandlung von natürlich vorkommenden Proteinen in der Substantia nigra, einem Teil des Gehirns. Ebenso lassen sich die Zeichen oxidativen Stresses bei der diabetischen Neuropathie nachweisen.

Oxidation

Nachdem nun oxidativer Stress definiert wurde und gezeigt wurde, dass er für Krankheiten verantwortlich sein kann, könnte man annehmen, Oxidation sei per se schlecht. Doch bei einer Oxidation handelt es sich nur um eine chemische Reaktion, die weder gut noch schlecht ist. Chemisch passiert bei einer Oxidation Folgendes: Ein Atom, Ion oder Molekül gibt Elektronen ab. Seine Oxidationszahl wird erhöht. Ein anderer Stoff nimmt das abgestoßene Elektron auf und wird reduziert. Beide Prozesse sind Teile der sogenannten Redoxreaktion. Eine Oxidationszahl gibt die Ionenladung eines Atoms innerhalb chemischer Verbindungen an, welche vorliegen würde, wenn das mehratomige Ion oder die Verbindung aus einatomigen Ionen bestehen würde.

Eine Oxidation ist eine Reaktion mit Sauerstoff. Wenn Eisen z. B. mit Sauerstoff reagiert und zu rosten beginnt, so liegt eine Oxidation vor. Ein anderes Beispiel ist der Hochofen, in welchem Kohlenstoff und Eisenerz in Roheisen umgewandelt werden. Der Kohlenstoff oxidiert und entzieht dem Erz den Sauerstoff. Das Erz erfährt so eine Reduktion. Wenn Eisen rostet passiert im Prinzip ähnliches: Eisen wird zu Eisenoxid, was eine Verbindung von Eisen und Sauerstoff ist.

Antioxidans und Antioxidantien im Detail

Ein Antioxidans ist eine chemische Verbindung, mit der es möglich ist, die Oxidation von anderen Substanzen zu verlangsamen oder zu verhindern. Sie sind für den menschlichen Organismus wichtig, weil sie reaktive

Sauerstoffspezies inaktivieren und so einem oxidativen Stress vorbeugen. Antioxidationsmittel haben sich aber auch in anderen Bereichen bewährt. So dienen sie als Zusatzstoffe in Lebensmitteln, Arzneimitteln oder Gebrauchtgegenständen. Dort verhindern sie einen durch Luftsauerstoff bewirkten oxidativen Abbau empfindlicher Moleküle.

Antioxidantien kommen natürlich vor oder können synthetisch hergestellt werden. In den Körpern von Säugetieren ist das Glutathion ein wichtiges Antioxidans. Ebenso verfügen die Harnsäure und das Melatonin über antioxidative Aktivität. Proteine wirken ebenfalls antioxidant – zu erwähnen sind Transferrin, Coeruloplasmin, Haptoglobin, Albumin und Hämopexin. In den Körperzellen wirken die antioxidativen Enzyme Superoxid Dismutase, Glutathionperoxidase und Katalase als Entgiftung freier Radikale.

In Pflanzen kommen Antioxidantien als sekundäre Pflanzenstoffe vor wie Carotinoide und polyphenolische Verbindungen. Sie sind in sämtlichen Gemüse- und Obstsorten enthalten, auch in Samen, Kräutern und Früchten. Damit sind sie auch in den Lebensmitteln enthalten, die auf Pflanzen basieren.

1.1.4 Antioxidantien in Lebensmitteln

Antioxidantien mit ihrer Eigenschaft als Radikalfänger können freie Radikale reduzieren. Diese hochreaktiven Sauerstoffverbindungen werden im Körper gebildet und entstehen verstärkt unter UV-Strahlung oder umweltbedingten Schadstoffen. Der oxidative Stress, der durch ein Übermaß dieser Radikale entsteht, führt zu Zellschäden. Diese fördern den Alterungsprozess und können Krankheiten verursachen. Das körpereigene Abwehrsystem hat selbst Möglichkeiten, sich vor der Wirkung freier Radikale zu schützen. Hier werden nämlich die antioxidativen Radikalfänger wirksam – auch die, die durch die Nahrung aufgenommen werden. Eine gesunde und auf Pflanzen gezielte Ernährung sowie die Einbeziehung von Lebensmitteln, in denen antioxidativ wirksame Stoffe enthalten sind, gilt als angemessene und effektive Vorbeugemaßnahme gegen Herzkreislauferkrankungen. Eine Wirkung als Schutz gegen bestimmte Krebsarten wird als möglich erachtet. Allerdings fehlen hierfür aussagekräftige Untersuchungen.

1.2 OPC in Lebensmitteln

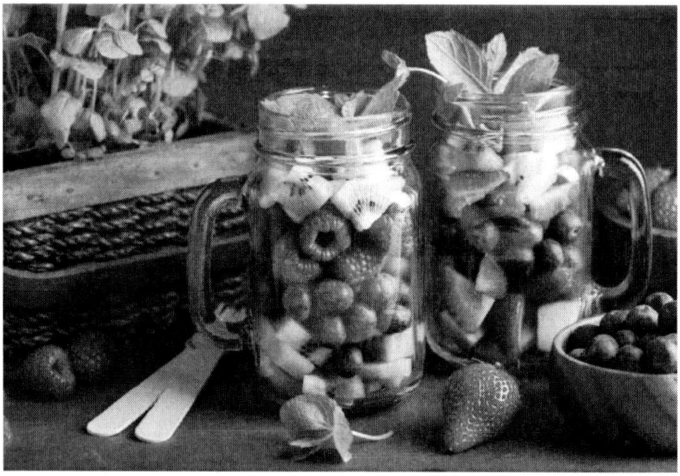

OPC ist als sekundärer Pflanzenstoff auch in unterschiedlichen Lebensmitteln natürlich enthalten. Je nach Lebensmittel gibt es einen höheren oder niedrigeren Anteil von OPC. Allerding ist die gängige Nahrung eher arm an OPC, weil die Schalen nicht weiterverarbeitet werden. Außerdem sorgen lange Transportwege und Lagerungen für eine Reduzierung des OPC-Gehalts. Als Pflanzenteile mit einem hohen OPC-Anteil sind neben den Traubenkernen bekannt das Pinienrindenextrakt der Strandkiefer, die

Blätter des Ginkgo biloba, grüner Tee und die Schalen roter Weintrauben – somit auch der Rotwein. Die Lebensmittel mit einem hohen OPC-Gehalt (bei 100 g) sind Rotwein mit 46 mg, Heidelbeeren mit 44 mg, Äpfel mit 41 mg und Erdbeeren mit 42 mg. Deutlich weniger OPC befindet sich im ungesüßten Apfelsaft mit 12 mg und in Bananen mit nur 2 mg.

Durch den hohen Gehalt von OPC im Rotwein hat sich die „Volksweisheit“ durchgesetzt, dass täglicher Rotweingenuss eine effektive präventive Maßnahme gegen Krankheiten sei. Es ist zwar korrekt, dass im Rotwein OPC enthalten ist und somit das gesundheitliche Potential trägt, aber dass täglicher Rotweinkonsum tatsächlich gesund sei, ist ein Mythos. Wie alles auf der Welt, muss auch dies in Relation gesehen werden. Der tägliche Rotweingenuss ist nämlich nur dann der Gesundheit zuträglich, wenn der Mensch ansonsten einen ausgeglichenen Lebensstil hat und regelmäßig Sport treibt.

Rotwein ist auch nur in sehr engen Maßen gesund. Letztlich ist es so, dass ein gesunder Lebensentwurf ohne Alkohol auskommen sollte. Regelmäßiger Alkoholkonsum ist der Gesundheit nicht zuträglich. Dann und wann ein kleines Glas Rotwein ist legitim.

1.3 OPC als Nahrungsergänzung

Weil die Ernährung eine sehr individuelle Angelegenheit ist, gibt es seit längerem Nahrungsergänzungsmittel, mit denen bestimmte Stoffe der Ernährung zugesetzt werden, um einen optimalen Ausgleich zu schaffen. Im weiten Sinne handelt es sich um jedes Produkt, das zur erhöhten Versorgung des menschlichen Stoffwechsels beiträgt, was über die normale Ernährung nicht möglich ist. Im engen Sinne sind alle Produkte darunter zu verstehen, die die Stoffwechselversorgung mit bestimmten Nähr-

und Wirkstoffen erhöhen, die in der Grauzone zwischen Lebens- und Arzneimitteln liegen.

1.3.1 Nahrungsergänzungsmittel – Rechte und Gesetze

Die Produktgruppe der Nahrungsergänzungsmittel ist im EU-Recht strukturiert. Hierbei ist die Richtlinie 2002/46/EG ausschlaggebend. Vor allem sind hier die zulässigen Mineralstoffe und Vitamine vorgeschrieben. Auf die Richtlinie bezieht sich auch die formelle Definition der Nahrungsergänzungsmittel aus der Nahrungsergänzungsmittelverordnung. Demnach gilt ein Lebensmittel als Nahrungsergänzungsmittel wenn das Lebensmittel dazu bestimmt ist, die allgemeine Ernährung zu ergänzen, das Lebensmittel ein Konzentrat aus Nährstoffen und/oder sonstigen Stoffen mit ernährungsspezifischer bzw. physiologischer Wirkung allein oder in Zusammensetzung darstellt, das Lebensmittel in bestimmten Darreichungsformen eingenommen wird – hierzu zählen vor allem dosierte Kapseln, Pastillen, Pillen, Tabletten oder Brausetabletten, aber auch Pulverbeutel, Flüssigampullen oder Flaschen mit Tropfeinsätzen und ähnliche Darreichungsformen von Flüssigkeiten und Pulvern zur Aufnahme von abgemessenen kleinen Mengen.

In Deutschland gehören Nahrungsergänzungsmittel zu Lebensmitteln, weshalb sie durch das Lebensmittel- und Futtergesetzbuch (LFGB) organisiert sind. Alle erlaubten Vitamine und Mineralstoffe sind in Anhang 1 der Nahrungsergänzungsmittel-Verordnung aufgelistet. Diese Liste sollte man stets checken, wenn man Nahrungsergänzungsmittel kaufen und einnehmen möchte.

Als weitere Inhaltsstoffe dürfen nur jene Stoffe verwendet werden, die als lebensmittelspezifische Rohstoffe definiert sind – hierzu geben das LFGB und die Novel-Food-Verordnung die Richtlinien vor.

Da Nahrungsergänzungsmittel oft beworben werden, ist auch die Werbung gesetzlich festgelegt. Maßgebend ist die Verordnung (EG) Nr. 1924/2006 (Health Claims). Krankheitsbezogene Aussagen oder Indikationen sind für Werbezwecke verboten. Dies gilt im Übrigen auch für andere Lebensmittel.

1.3.2 OPC in HPMC- und Pullulan-Kapseln

HPMC-Kapseln werden fachlich korrekt als Hydroxypropylmethylcellulose bezeichnet. Sie bestehen aus – wie der Name zeigt – Cellulose. Die Cellulose wird durch chemische Prozesse aufgearbeitet, so dass die Kapselhülle geformt wird. Doch da es gegenüber chemischen Prozessen immer wieder Vorbehalte gibt, gibt es auch Alternativen. Unser bestes OPC soll zu 100 % natürlich und frei von allen chemischen

Aufarbeitungen sein. Deshalb verwenden wir Pullulan für unsere OPC-Kapseln.

Pullulan kommt in Pflanzenextrakten vor und wird durch natürliche Fermentation hergestellt. Es ist ein Polysacharid aus Maltotriose und wird aus pflanzlicher Stärke hergestellt. Es wird in der Lebensmittelbranche schon länger erfolgreich eingesetzt. Es ist essbar, geschmacksneutral und hat den besten Luftbarriereschutz gegenüber Sauerstoff. Die Pullulan-Kapseln lassen 300 x weniger Sauerstoff durch als die HPMC-Kapseln. Außerdem sind sie 9 x stärker als Gelatine. So ist die Pullulan-Kapsel naturgetreu und wirkt ähnlich wie die Hülle des Traubenkerns in der Natur und schützt optimal vor äußeren Einflüssen. Pharmazeutische Wirkstoffe werden so vor Oxidation bewahrt. Zudem wird die Haltbarkeitsdauer und Stabilität des Produktes garantiert.

2 Die Wirkung von OPC

OPC als Nahrungsergänzungsmittel – ob als Kapsel oder anderer Form – gilt nicht als Funktionsarzneimittel. Das Bundesverwaltungsgericht entschied dies, weil es keine verlässlichen Studien zu einer möglichen signifikanten Wirkung auf den Organismus gibt. Deshalb ist zunächst von keiner pharmakologischen Wirkung auszugehen. Damit soll nicht der gesundheitliche Wert von OPC geschmälert werden. Es heißt lediglich, dass keine wissenschaftlichen Untersuchungen existieren, in denen eine signifikante Wirkung von OPC nachgewiesen werden konnte.

Auch wenn es bisher keine wissenschaftlichen Studien gibt, die den Wert von OPC würdigen, so gibt es zahlreiche Erfahrungsberichte und kleinere Untersuchungen, die die positiven Wirkungen nahelegen, wenn nicht gar bestätigen. Das Besondere an der Wirkung von OPC ist, dass es präventiv wie therapeutisch genutzt werden kann. Möchte man seiner Gesundheit im Allgemeinen etwas Gutes tun, kann OPC genauso eingenommen werden, wie wenn man unter bestimmten Symptomen oder Krankheiten leidet.

OPC wird innerhalb von wenigen Minuten über die Magenschleimhaut und die Mundschleimhaut aufgenommen und ins Blut befördert, wodurch es im gesamten Körper verteilt wird. Seine höchste Konzentration wird nach ca. 45 Minuten erreicht. Abgesehen von der antioxidativen Wirkung stärkt OPC die Blutgefäße. Deren Widerstandsfähigkeit hat sich nach ca. 24 Stunden nach der Einnahme von OPC verdoppelt. Grund ist, dass OPC an die Proteine Kollagen und Elastin anschließt und diese schützt. Nach 72 Stunden seit Einnahme ist das OPC im Körper vollständig aufgebraucht. Da OPC sehr klein ist, kann es die Blut-Gehirn- und Rückenmarksschranke überwinden – genau wie Vitamin C. Dadurch kann OPC auch in sensible Körperstellen gelangen und dort Wirkungen entfalten.

2.1 Wirkungen im Überblick

Allgemein kann OPC der Prävention, also der Stärkung des Körpers, dienen. Im Bedarfsfall, also wenn Krankheiten oder Verletzungen vorliegen, hilft OPC bei Knochenbrüchen, Sehnenzerrungen, Muskelverletzungen, es fördert die Wundheilung, beugt Erschöpfung vor, lindert Müdigkeit und hilft bei Abgeschlagenheit.

Entzündungen

OPC hilft bei Gelenkentzündungen, Magenschleimhautentzündungen, Leberentzündungen, Hirnhautentzündungen und Zahnfleischentzündungen. Außerdem kann es bei Stirnhöhlenentzündung und bei Bronchitis eingesetzt werden.

Augen

OPC kann Grauen Starr, Nachtblindheit, altersbedingte Sehschwäche, Retinopathie und Makuladegeneration lindern.

Bewegungsapparat

Hier hilft OPC gegen Rheuma, Arthritis, Gicht und Osteoporose.

Frauenleiden

OPC hat Einfluss auf Dauer und Rhythmus der Periode und kann das prämenstruelle Syndrom lindern.

Haut und Bindegewebe

Hier entfaltet der Kollagenschutz seine Wirkung. OPC beugt Falten vor und hilft gegen

Verbrennungen oder Sonnenbrand. Es fördert die Elastizität der Haut sowie Finger- und Fußnägel. OPC hilft außerdem bei trockener Haut, gegen Narbenbildung, Akne und Ekzeme. Es fördert die Wundheilung und hilft gegen Schuppenflechte und Neurodermitis, Cellulitis und Dehnungsstreifen.

Herz-Kreislauf

OPC bewirkt eine Senkung des Blutfetts und beugt Arteriosklerose vor bzw. lindert eine bestehende. Das Antioxidans beugt außerdem Herzinfarkten und Schlaganfällen vor. Es fördert die Durchblutung der Herzkranzgefäße und hilft gegen Venenprobleme wie Krampfadern, Hämorrhoiden oder Besenreiser. OPC wirkt auch gegen arterielle Durchblutungsstörungen, Lymphstau und Wasseransammlungen im Gewebe.

Nervensystem

OPC fördert die Lern- und Konzentrationsfähigkeit, die Gedächtnisleistungen und hilft bei ADHS sowie bei der Alzheimerschen und Parkinson'schen Krankheit.

Immunsystem

Der wohl bedeutendste Einfluss des OPC ist auf das Immunsystem. Hier hilft OPC gegen Allergien, Asthma, Heuschnupfen und Infektanfälligkeit. Es unterstützt im Allgemeinen sämtliche Immunfunktionen und ermöglicht einen Schutz gegen mögliche Schäden, die durch Umweltgifte bedingt sind. Das heißt, OPC beugt gegen Krebs und diverse Nieren-, Lungen- und Leberstörungen vor.

2.2 Wirkungen im Detail

Im Folgenden werden die wichtigsten Wirkungsfelder zusammengefasst, um die Wirkung im Detail zu erklären – aber auch, um den Lesern einen Leitfaden zur Verfügung zu stellen, damit sie einschätzen können, ob und inwieweit OPC ihnen bei konkreten Störungen helfen kann. Hinweise zur Dosierung folgen im späteren Kapitel.

OPC wird auch als Vitamin P bezeichnet und gilt als ein wichtiger Partner von Vitamin C. In Tierversuchen konnte es die Wirkung von Vitamin C verzehnfachen.

2.2.1 OPC gegen Faltenbildung

Hautfalten sind eine Folge der natürlichen Alterung. Der Alterungsprozess geschieht chronologisch und genetisch. Beide Aspekte sind nicht veränderbar. Anders sieht dies mit der

Hautalterung durch äußere Faktoren aus. Je nachdem, wie sehr man die Haut UV-Licht, chemischen Substanzen oder mechanischer Belastung aussetzt, wird der Prozess der Hautalterung beschleunigt oder verlangsamt. Es wird daher gerne zwischen Zeitaltern und Umweltaltern unterschieden. Ab dem 25. Lebensjahr beginnt die Hautalterung. Im individuellen Fall kann der Beginn zwischen dem 20. und 30. Lebensjahr liegen. Die ersten Veränderungen sind nicht sichtbar. Später erkennt man dann kleinere Falten oder Linien. Die Haut verliert an Elastizität und Spannkraft. Wenn die Haut dann Stress, ungesunder Ernährung bzw. zu viel Alkohol oder Nikotin ausgesetzt ist, findet der Alterungsprozess schneller statt. Das ist auch der Fall, wenn Haut zu oft zu starker Kälte oder Wärme ausgesetzt wird.

OPC wirkt gegen freie Radikale. Da diese negativ auf alle Zellen wirken, sind auch Hautzellen von ihnen betroffen. Wenn die freien Radikale nicht nur Hautzellen angreifen, sondern auch Kollagen und Elastin, die Faserproteine sind, kommt es zu besonders starken Falten, weil diese Proteine zwischen den Hautzellen liegen und die Haut straff halten.

Die beschädigten Faserproteine werden von Enzymen abgebaut. Dadurch sinkt der Anteil von Kollagen in der Haut, was die Speichergröße für Feuchtigkeit reduziert. Außerdem kommt es zur Rückbildung der kleinen Blutgefäße, die die Hautzellen mit Sauerstoff und Nährstoffen versorgen, weil sie u. a. aus Faserproteinen bestehen. Fibroblasten, Zellen im Hautgewebe, die Faserproteine bilden, werden auch von freien Radikalen angegriffen, so dass die Regeneration eingeschränkt wird. OPC kann zwar keine Zellfunktionen übernehmen, aber die Fibroblasten, Faserproteine, Blutgefäße und Hautzellen vor den freien Radikalen schützen und damit der Faltenbildung entgegenwirken. So wird der Alterungsprozess nicht gestoppt, aber verzögert.

2.2.2 OPC gegen Haarausfall

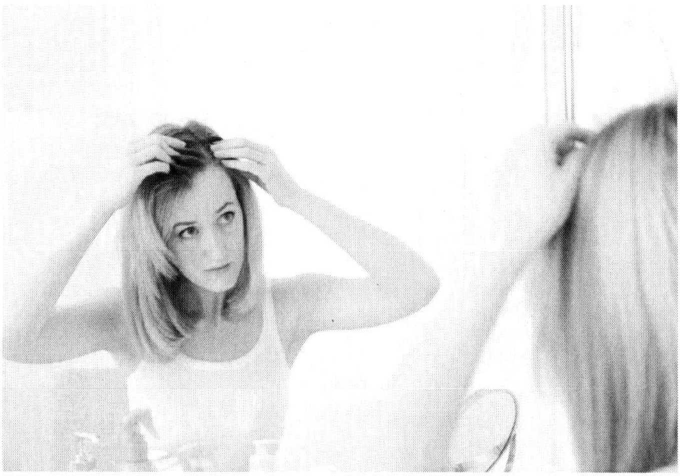

Der Mensch verliert täglich Haare. Das ist normal und kein Grund zur Unruhe. Erst wenn gehäuft ca. 100 Haare am Tag ausfallen, spricht man vom Haarausfall. Da sich Haar erneuert, wachsen in der Regel die Haare nach. Haarausfall ist auch dann gegeben, wenn das Nachwachsen außergewöhnlich lange dauert, also wenn die Haare kaum nachwachsen oder nach wenigen Zentimetern schon wieder ausfallen bzw. wenn ein Nachwachsen gänzlich ausbleibt. Die Zahl von täglich 100 verlorenen Haaren gilt als grober Richtwert. Zu beachten sind solche Fälle, in denen die Haare an nur einer bestimmten Stelle ausfallen und diese so immer kahler wird. Es gibt bisher keine eindeutige Ursache für den Haarausfall. Es handelt sich um ein äußerst individuelles Phänomen. Generell wird allerdings zwischen erblich bedingtem und hormonellem Haarausfall unterschieden. Kreisrunder Haarausfall ist vermutlich eine Autoimmunstörung. Daneben gibt es aber noch weitere auslösende Faktoren wie z. B. exogene Gifte wie Quecksilber und chemische Haarpflegemittel. Stoffwechselstörungen stehen ebenso im Verdacht. Bei Letzteren tritt Haarausfall z. B. bei Schilddrüsenfehlfunktionen auf. In der Alternativmedizin verbindet man Haarausfall mit Verlustängsten, starkem psychischen Stress, Mineralienmangel, einer gestörten Darmflora und Übersäuerung. Eine ungesunde Lebensweise bedingt ebenfalls den Ausfall von Haaren. In Deutschland leben ca. acht Millionen Menschen, die Haarausfall haben.

OPC regt das Haarwachstum sowie die Haarneubildung an und schützt vor Haarausfall. In Japan konnten Forscher herausfinden, dass OPC die Anzahl an Haaren erhöht, die sich in der Wachstumsphase befinden. Der Grund dafür ist die erhöhte Blutzufuhr der Kopfhaut, wodurch die Versorgung der Haarfollikel mit Nährstoffen und Sauerstoff verbessert wird. Sogar kahle Stellen können wieder Haare bekommen.

2.2.3 OPC als Gefäßschutz

Gefäße sind Leitungsabschnitte im Körper. Sie sind schlauchförmig und dienen dem Transport der Körperflüssigkeiten Blut und Lymphe. Folglich unterscheidet man zwischen Blut- und

Lymphgefäßen. Zu den erstgenannten gehören Arterien, Venen und Kapillaren. Lymphgefäße sind Lymphsammelstämme, Kollektoren und Lymphkapillaren. Wenn Blutgefäße von freien Radikalen beschädigt werden, kann es zu Durchblutungsstörungen, Bluthochdruck und anderen Beschwerden kommen. Der Grund ist, dass die Blutgefäßwände Faserproteine besitzen, die die Gefäße stabil und elastisch machen. Wenn diese Funktion nur noch eingeschränkt ausgeführt wird, kommt es zu Störungen. Je kleiner die Zahl der Faserproteine wird, desto schneller verhärten die Gefäße, so dass der Blutfluss behindert wird. Die Folge ist eine Zunahme des Blutdrucks, um die Wirkung der schlechten Gefäße auszugleichen. OPC kann hier entgegenwirken. Es schützt die Faserproteine der Gefäße und hält so Stabilität und Elastizität aufrecht. Außerdem werden die Gefäße von Ablagerungen freigehalten und vor oxidativen Schäden bewahrt. Die Kräftigung der

Gefäße senkt das Risiko von Herz-Kreislauf-Problemen.

Das OPC hat eine proteinbindende Wirkung und kann Arterien und Venen schützen sowie bei bereits vorhandenen Erkrankungen wiederaufbauen. OPC hilft deshalb gegen Arteriosklerose und den dadurch bedingten Bluthochdruck genauso wie gegen Krampfadern, Besenreiser und andere Venenleiden.

2.2.4 OPC und der Blutcholesterinspiegel

Eine Folge der durch freie Radikale beschädigten Blutgefäße sind Lücken in den Gefäßinnenwänden. Der Organismus lagert, als Schutzmaßnahme in diesen, Cholesterin ab. Je stärker die Gefäße beschädigt sind, desto mehr Cholesterin produziert die Leber und desto höher wird der Blutcholesterinspiegel. Das Cholesterin oxidiert und lagert sich in den Arterienwänden ab. Dadurch verringert sich der innere Durchmesser der Gefäße, so dass der Blutdurchfluss eingeschränkt wird. Wird er ganz blockiert, kommt es zu Herzinfarkten und Schlaganfällen.

OPC kann dem entgegenwirken, weil es die Oxidation von Cholesterin verhindert und bereits oxidiertes und abgelagertes Cholesterin mithilfe von Vitamin C und zellverfügbarem Chrom wieder auflösen und ausscheiden kann. Somit senkt OPC den Blutcholesterinspiegel.

2.2.5 OPC gegen Allergien

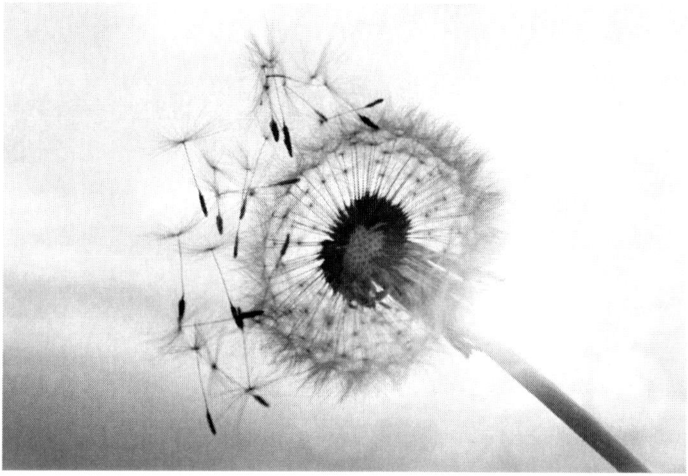

„Allergie“ kommt aus dem Altgriechischen und kann mit „die Fremdaktion“ übersetzt werden. Es handelt sich um eine überschießende Abwehrreaktion des Immunsystems, die krankhaft ist. Auslöser sind Umweltstoffe, die in der Regel harmlos sind. Typische Allergien sind gegen Nahrungsmittel oder Tierhaare. Wenn diese und andere Dinge zu Allergien führen, spricht man von Allergenen. Zu unterscheiden sind Allergien von Intoleranz und Pseudoallergien. Hier gibt es zwar ähnliche Symptome, aber die Zusammenhänge im Körper sind andere. Das Merkmal von Allergien ist, dass der Organismus auf an sich harmlose Stoffe wie auf Krankheitserreger reagiert. Das Immunsystem kämpft gegen die Stoffe in übertriebener Reaktion, obwohl es dafür keinerlei Anlass gibt.

Das OPC kann allergische Reaktionen sowie chronische Entzündungen verhindern, indem es die Wirkung von entzündungsfördernden

Enzymen und die Ausschüttung von Histamin hemmt. Dadurch besitzt das OPC die wichtige Eigenschaft eines Antiallergikums.

2.2.6 OPC und die Sehkraft

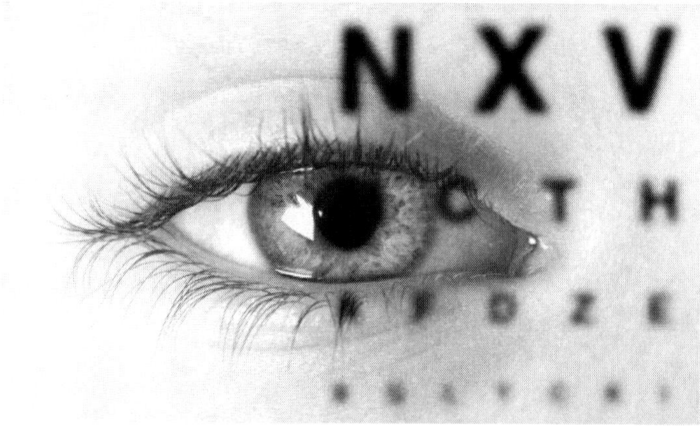

„Sehkraft" wird synonym zu „Sehschärfe" verwendet. Damit bezeichnet man die Qualität eines Lebewesens, mittels seines Sehorgans Konturen und Muster der Außenwelt als solche zu erkennen. Die Sehkraft gilt als schlecht, je schwieriger ein Lebewesen die Umwelt mittels seines Sehorgans erkennen kann. Es gibt verschiedene Sehtests und der bekannteste dürfte jener zur Fahrprüfung sein. Es werden Sehprobetafeln verwendet. Je besser man die vorgegebenen Muster erkennen kann, desto besser wird die Sehkraft bewertet. Wenn die Sehkraft abnimmt, gibt es dafür zwei Ursachenkategorien. Der Verlust kann refraktionsbedingt sein, also aufgrund einer vorhandenen Fehlsichtigkeit. Er kann aber auch durch organische bzw. funktionelle Störungen verursacht worden sein. Um zu erkennen, ob ein organisch bedingter Verlust vorliegt oder ein funktioneller, wird oft der Ammann'sche Grauglastest verwendet.

OPC kann die Sehkraft dahingehend verbessern, dass es die Blutgefäße im Auge und in der Augenlinse kräftigt. Dies liegt daran, dass die dortigen Blutgefäße in erster Linie aus Kollagen bestehen und OPC kollagenschützend wirkt. Es kann zudem Kollagen aufbauen. Wer regelmäßig OPC zu sich nimmt, kann die Abnahme der

Sehkraft, eine Trübung der Augenlinse und die Gefahr, an Grauem Star zu erkranken, stark verringern. Weil OPC in der Lage ist, Gewebe zu reparieren, wirkt es durchblutungsfördernd. Das bedeutet, dass sämtliche Augenkrankheiten gelindert werden können, die eine Folge von Durchblutungsstörungen sind.

2.2.7 OPC und Krebs

Verschiedene Studien haben ergeben, dass OPC die Entwicklung von verschiedenen Krebsarten, das Wachstum der Krebszellen und das Tumorwachstum hemmen kann. Besonders effektiv soll OPC gegen die Entwicklung von Lungen-, Magen-, Darm-, Brust- und Prostatakrebs wirken. Es wurde außerdem beobachtet, dass OPC die Krebszellen absterben lässt und sich neubildende gesunde Zellen nicht negativ beeinflusst. Im Rahmen einer Chemotherapie kann OPC begleitend und unterstützend wirken und die Nebenwirkungen abmildern. OPC wirkt bei Krebs wie bei anderen Störungen auf zweierleiweise Weise, nämlich einmal präventiv und zum zweiten therapeutisch. Zum letzten gehört auch, dass OPC durch Krebszellen verursachte Schäden wieder rückgängig machen kann. Es muss allerdings „ganzheitlich" betrachtet werden, was OPC bewirkt. Dazu gehört nämlich auch die allgemeine Stärkung des Immunsystems. Oftmals sind Menschen mit einem schwachen Immunsystem von Krebs betroffen. OPC kräftigt das System, indem es u. a. die Wirkung von Vitaminen deutlich anhebt. Dadurch kann Krebsvorbeugung besser gestaltet werden, weil der Körper mehr Selbstheilungskräfte nutzen kann. Außerdem kann OPC oxidativen Stress reduzieren, der gemeinhin als eine Ursache von Krebs angesehen wird. Wenn Krebs Organe befällt, hilft OPC durch seinen Schutz für Kollagen und Elastin. Krebs befällt nämlich häufig

Organe, die zu großen Teilen aus Kollagen und Elastin bestehen. Während Krebszellen die Organstruktur zerstören, kann OPC Kollagenverbindungen reparieren, weil es über exakt passende Moleküle verfügt. OPC fördert die Aktivierung des Proteins JNK, welches Krebswachstum stoppt und darüber hinaus die Selbstzerstörung bereits betroffener Körperzellen einleiten soll, ohne gesunde Zellen zu beschädigen.

2.2.8 OPC in der Schwangerschaft

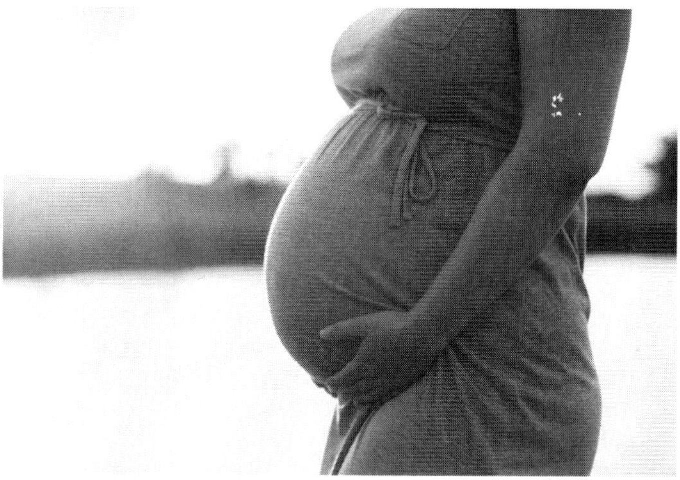

Auch wenn den meisten Lesern bekannt sein dürfte, was eine Schwangerschaft ist, so ist trotzdem der Zustand der Frau genauer zu definieren, um die einzelnen Merkmale einer Schwangerschaft besser verstehen zu können und den Einsatz von OPC besser abwägen zu können. Eine Schwangerschaft ist die Zeit zwischen der Befruchtung einer Eizelle und der Geburt des Kindes. Die Schwangerschaft dauert durchschnittlich neun Monate, wobei eine Schwankung von mehreren Wochen nicht unüblich ist. Die Schwangerschaft geht für die Frau mit einer Reihe körperlicher, emotionaler und psychischer Veränderungen einher – ganz zentral ist die Umstellung des Hormonhaushalts. Typische, bei Weitem nicht alle, Veränderungen für die Frau sind:

- verstärkte Pigmentierung und Akne
- Zunahme des Blutvolumens
- Anstieg des Herzminutenvolumens

- stärkere Durchblutung der Nieren
- Weitstellung der Hohlorgane wie Magen, Gebärmutter und Darm
- erhöhte Kariesanfälligkeit

Die körperlichen Veränderungen hängen auch mit einem veränderten Bedarf an Nährstoffen zusammen. Oft fällt es Schwangeren schwer, den erhöhten Bedarf mit der normalen Ernährung zu decken. Zum Mehrbedarf gehören u. a. Jod, Eisen, Folsäure und Vitamin B12. Deshalb können Nahrungsergänzungsmittel in der Schwangerschaft und Stillzeit eine sehr gute Hilfe sein und negativen Begleiterscheinungen vorbeugen.

Auch wenn es heißt, in der Schwangerschaft solle man für zwei essen, ist das nicht wörtlich zu nehmen. Diese Aussage bezieht sich nämlich nur auf den Bedarf an Nährstoffen. Für ein gesundes Heranreifen des Kindes im Mutterbauch wird zusätzlich 250 kcal täglich gebraucht. Das kann man mit einem zusätzlichen Butterbrot kompensieren. Der Bedarf an Nährstoffen, Mineralien und Vitaminen ist aber höher. Um die schwangerschaftsbedingten Veränderungen zu unterstützen, sollten Nahrungsergänzungsmittel genutzt werden. Für eine Dosierung ist aber der Einzelfall entscheidend, der mit einem Arzt abzuklären ist. OPC kann mit seinen vielen positiven Wirkungen die Schwangerschaft unterstützen, allerdings sollte aufgrund erhöhter Empfindlichkeit auf die Verträglichkeit geachtet werden.

2.2.9 OPC bei Herzinfarkten

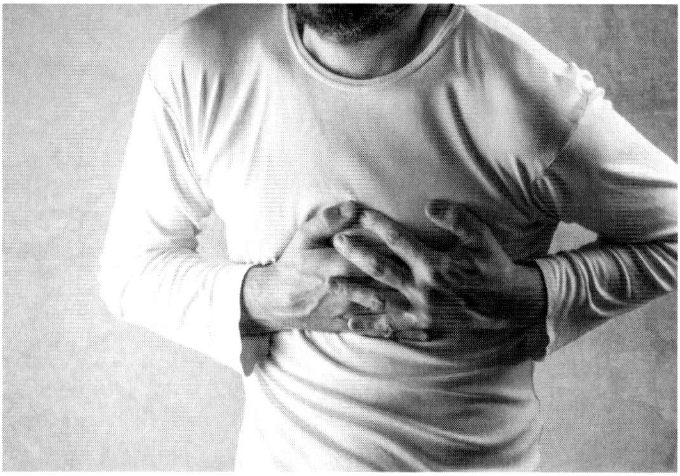

Ein Herzinfarkt ist zwar nicht grundsätzlich tödlich, aber er ist lebensgefährlich und er trifft jedes Jahr sehr viele Menschen völlig unerwartet – ein Schock für die Betroffenen und alle Beteiligten, denn aus heiterem Himmel ändert sich das Leben. In Europa sind Herz-Kreislauf-Störungen die Todesursache Nr. 1. 47 % aller Todesfälle gehen auf diese Krankheiten zurück. Bei einem Infarkt sterben Herzmuskelzellen ab. Meistens geht dies auf einen akuten Verschluss der Koronararterie, ein Herzkranzgefäß, zurück.

Wenn der Blutfluss nicht rechtzeitig wieder gesichert wird, sterben nach zwei bis vier Stunden die Herzmuskelzellen ab. Die Folge ist ein erhöhtes Risiko, dass die Pumpfunktion des Herzens eingeschränkt wird – der lebensbedrohliche Infarkt tritt ein. Über die Ursachen gibt es inzwischen viele Erkenntnisse, aber auch noch zahlreiche Kontroversen. Einige Ursachen kann man selber reduzieren, auf andere hat man dagegen keinen Einfluss. Was Lebensweise und Medikamente betrifft, sind ausgemachte und steuerbare Risikofaktoren erhöhte Blutfette, Bluthochdruck, Zuckerkrankheit, Rauchen, Übergewicht, Stress, Bewegungsmangel und eine allgemeine ungesunde Ernährung. Nicht beeinflussbar sind dagegen erbliche Determinanten, Bypass-Operationen und das Lebensalter. Auch das Geschlecht spielt eine tragende Rolle.

OPC kann sowohl nach einem Infarkt helfen, den Körper zu stabilisieren, als auch vorbeugend wirken. OPC, aber auch Nattokinase, helfen, indem sie die Stabilität und Elastizität der Blutgefäße erhöhen. Dadurch verringert sich das Risiko verstopfter Gefäße und ein stabiler Blutdruck wird gewährleistet. Sowohl die antioxidative Wirkung als auch die Funktion als Kollagenstärker des OPC beugen Thrombosen vor und begünstigen einen guten Blutkreislauf. Thrombosen erhöhen das Infarktrisiko. Sie entstehen durch die Ablagerung von Cholesterin in den Blutbahnen. Da OPC das Protein HDL schützt, kann genau das verhindert werden. HDL sind Transportmoleküle, die Cholesterin aus dem Gewebe abtransportieren können. Es hat eine anti-atherogene Wirkung. Freie Radikale greifen HDL an, so dass dieses Protein seine Funktion nicht voll ausführen kann. OPC wirkt gegen die Radikale und schützt so das Protein.

2.2.10 OPC bei Alzheimer

„Alzheimer“ ist umgangssprachlich für die Alzheimer-Krankheit. Es ist eine neurodegenerative Störung. In ihrer häufigsten Form tritt sie ab dem 65. Lebensjahr auf. Kennzeichen ist eine zunehmende Demenz. Dabei handelt es sich um ein psychiatrisches Syndrom, das mehrere degenerative und nichtdegenerative Erkrankungen des Gehirns umfasst. Die Betroffenen erleiden Defizite in ihren emotionalen, sozialen und kognitiven Fähigkeiten. Sprache, Motorik, Denkvermögen und Kurzzeitgedächtnis sowie die Struktur der gesamten Persönlichkeit werden beeinträchtigt. Die Demenz ist gegenwärtig nicht heilbar. Bei frühzeitiger Behandlung kann der Verlauf um ein bis zwei Jahre aufgehalten werden.

Somit darf auch nicht angenommen werden, dass OPC die Symptome bzw. das gesamte Krankheitsbild heilen kann. OPC kann aber vorbeugend und auch verzögernd sehr gut helfen.

Wenn die eingesetzten Medikamente den Ausbruch von Demenz verzögern, so klingt dies zunächst nicht befriedigend, will man doch die völlige Heilung. Bedenkt man aber, dass Demenz vorrangig bei älteren Menschen auftritt, ist das Hinauszögern eine durchaus sinnvolle Strategie, denn je näher der Ausbruch an die natürliche Sterberate heranreicht, desto geringer ist die Chance, dass die Lebenden vor ihrem Tod noch deutlich von der Krankheit gezeichnet sind. Wenn man z. B. die Krankheit zehn Jahre hinauszögert, können die Betroffenen zwar noch die erste Phase der Erkrankung durchleben, aber die zweite, deutlich schwerere Phase ist dann nicht mehr Teil der normalen Lebensspanne.

Wissenschaftler aus New York haben die Hypothese, dass die Krankheit verzögert werden kann, wenn der Aufbau von Beta-Amyloid-

Ablagerungen verhindert wird. Damit könne man das Absterben von Hirnzellen sowie den Ausbruch der Alzheimer-Krankheit aufhalten. In Untersuchungen wurde OPC an Mäusen verwendet, die im Alter Beta-Amyloid-Plaques entwickelten – genau wie beim Menschen.

Prof. Dr. Dr. Giulio Maria Pasinetti war der Studienleiter. Er hat sich schon länger mit der Alzheimer-Forschung befasst und ist einer jener Experten, die zur Prävention der Krankheit empfehlen, hin und wieder ein Glas Rotwein zu trinken. Die Mäuse in der Untersuchung bekamen allerdings keinen Rotwein. Eine Mäusegruppe bekam über fünf Monate zur normalen Nahrung Traubenkernextrakt. In diesem Zeitraum entwickelten sich auch Alzheimer-Symptome. Eine zweite Gruppe erhielt ein Placebo. Am Ende hat sich gezeigt, dass bei den Mäusen, die Traubenkernextrakt erhalten haben, signifikant weniger Plaque in den Gehirnen sich herausgebildet hatte als in der

Placebo-Gruppe. Pasinetti und Kollegen ziehen daraus den Schluss, dass OPC nicht nur vorbeugend wirkt, sondern möglicherweise auch nach einem Ausbruch der Erkrankung helfen kann, die Symptome zu lindern.

2.2.11 OPC bei Menstruationsbeschwerden

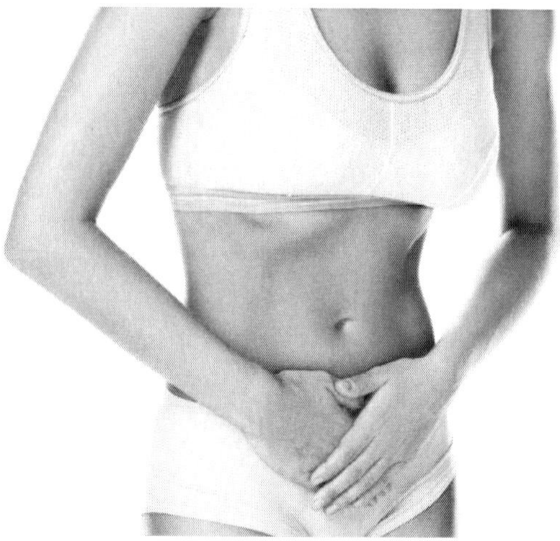

Unter Menstruationsbeschwerden werden alle Symptome verstanden, die vor oder während der Menstruation auftreten und mit dieser in einem kausalen Zusammenhang stehen. Die bekanntesten sind klassifiziert und werden als prämenstruelles Syndrom (PMS) und Regelschmerzen (Dysmenorrhoe) zusammengefasst. Es ist zwischen primärer und sekundärer Dysmenorrhoe zu unterscheiden. Bereits zum Ende der 1950er Jahre hat eine Studie der Uni-Frauenklinik Tübingen gezeigt, dass ca. 30 % der untersuchten Frauen unter Menstruationsbeschwerden gelitten haben. Ein Blick in die Volksheilkunde zeigt, dass dieses Phänomen auch schon viel früher bekannt war. Es gibt Überlieferungen zum Einsatz von Heilpflanzen bei Beschwerden während der Menstruation. Gerade die Schmerzen im Zusammenhang mit der Menstruation sind für viele Betroffene eine starke Beeinträchtigung der Lebensqualität. Wer unter besonders starken Schmerzen leidet, sollte eine fachärztliche Untersuchung nutzen, um Klarheit über die Ursachen zu bekommen. Organische Erkrankungen sollten ausgeschlossen sein. Gerade der sekundäre

Regelschmerz kann auf organische Veränderungen zurückzuführen sein. Er kann aber auch die Folge der Nutzung mechanischer Verhütungsmittel sein, wie Diaphragma oder Intrauterinpessar. Gynäkologische Erkrankungen wie Zysten, Myome oder eine Endometriose bedingen ebenfalls den Regelschmerz.

OPC kann sowohl den Regelschmerz lindern als auch bei PMS helfen. Beim PMS ist zu berücksichtigen, dass die Ursachen vielfältig sein können. Die Hauptursache ist allerdings eine Störung im Nerven- und Hormonsystem. Die bekannten Stimmungsschwankungen vor der Regelblutung sind eine Folge des Ungleichgewichts zwischen Progesteron und Östrogen – zwei wichtige Sexualhormone. Während der Östrogenspiegel sinkt, steigt der Spiegel des Progesterons. Außerdem bedingt die zyklische Veränderung der Hormone die Produktion und Aktivität der Neurotransmitter und Serotonin. Von Letzterem schwankt die

Konzentration im Zuge der Hormonveränderungen. Die hormonellen Schwankungen führen zu Ungleichgewichten und Unwohlsein, welches zwischen zehn und 15 Tagen vor der Menstruation mit den bekannten Symptomen ausgelöst wird. Neben den hormonellen Faktoren auf das PMS werden auch veränderte Schilddrüsenwerte und ein verminderter Melatonin-Spiegel vermutet.

Eine Untersuchung hat gezeigt, dass OPC den Hormonhaushalt positiv beeinflusst. Wie genau das funktioniert, ist noch nicht geklärt. OPC wirkt aber harmonisierend und kann so die Beschwerden lindern. OPC hilft außerdem bei Unregelmäßigkeiten des Zyklus und verkürzt Menstruationsblutungen. Bei der Untersuchung haben knapp 170 Frauen täglich vom 14. bis zum 28. Tag ihres Zyklus 200 mg OPC über einen Untersuchungszeitraum von vier Monaten eingenommen. 80 % der Frauen haben nach den vier Monaten deutliche Besserungen der

Beschwerden wahrgenommen. Parallel konnten auch Wechseljahresbeschwerden gelindert werden.

2.2.12 OPC bei Wechseljahresbeschwerden

Wechseljahresbeschwerden hängen mit der Menopause zusammen. Die Menopause meint den Zeitpunkt der letzten spontanen Menstruation einer Frau, der keine ovariell bedingte Blutung aus der Gebärmutter folgt. Die Fruchtbarkeit der Frau ist beendet. Die Ursache liegt in der Veränderung des Hormonhaushalts durch eine nachlassende endokrine Funktion der Eierstöcke. Hier spricht man von der Ovarialinsuffizient. Die Übergangsphase der Hormon-Umstellung, die in den Jahren nach diesem Zeitpunkt stattfindet, sind die berühmten Wechseljahre, fachlich korrekt das Klimakterium. Die natürliche Menopause findet zwischen dem 45. und dem 55. Lebensjahr statt. Es gibt Fälle, in denen sie früher eintritt; vor allem bei sehr dünnen Frauen, bei Unterernährung oder bei Raucherinnen. Wenn eine Frau regelmäßig Alkohol trinkt, verzögert das die Menopause, weil der Alkohol einen erhöhten Östrogenspiegel bedingt.

Die Wechseljahre können mit einer Reihe von Beschwerden einhergehen, für die es inzwischen eine Reihe von Behandlungsmethoden gibt. So wird z. B. eine Hormonersatztherapie angewendet, um die Auswirkungen der hormonellen Umstellung zu reduzieren. Bekannte Folgen sind u. a. Haarausfall, Hitzewallungen, Osteoporose oder allgemeines Unwohlsein. Die in der Medizin gängigen Präparate können zwar die Wechseljahresbeschwerden reduzieren, dafür erhöhen sie das Risiko auf Brustkrebs, Schlaganfälle und Herzinfarkte. Kein Wunder also, dass Betroffene selbstständig nach Alternativen suchen und dabei auf natürliche Präparate aufmerksam werden. Hierzu gehört auch das OPC. Dieses beugt der Altersentwicklung vor, weil es Faktoren entgegenwirkt, die den Alterungsprozess beschleunigen. Hierzu wurde schon Einiges in diesem Buch geschrieben, weshalb weitere Ausführungen an dieser Stelle ausbleiben.

2.2.13 OPC bei Übergewicht

Als Übergewicht bezeichnet man ein Körpergewicht, das in Relation zur Körpergröße als zu hoch gilt. Man meint damit in erster Linie die Präadipositas. Weitere Formen, die strenggenommen nicht zum Übergewicht zählen, sind schweres Übergewicht, Fettleibigkeit und Adipositas. Häufige Risikofaktoren bzw. Ursachen für Übergewicht sind: Überernährung, Befriedigungsverhalten (Naschen), Bewegungs-mangel, Schlafmangel und Nachtarbeit. Aber auch Stoffwechselstörungen, psychologische Faktoren oder Nebenwirkungen von

Medikamenten können zu Übergewicht führen. Unter den psychologischen Faktoren sind vor allem Depression und Essstörung maßgebliche Risiken. Eine besondere Bedrohung ist das zunehmende Übergewicht bei jungen Menschen. Hier sind es schlechte Essgewohnheiten und Bewegungsmangel, die Übergewicht begünstigen.

OPC fördert die Entgiftung und Entschlackung des Körpers, wodurch auch Übergewicht entgegenwirkt wird. Allerdings dürfen hier keine spontanen Wunder erwartet werden. Die Reduzierung von Körpergewicht braucht Zeit und die Verwendung von Nahrungsergänzungsmitteln muss über einen längeren Zeitraum angesetzt werden. Außerdem ist in diesem Fall OPC alleine nicht ausreichend, sondern sollte mit weiteren Nahrungsergänzungsmitteln kombiniert werden. Gene, Energiestoffwechsel, Blutzuckerspiegel, Wasserhaushalt und Verdauung müssen angeregt werden. Bei der Gewichtsreduktion helfen die sekundären Pflanzenstoffe, wo OPC nur einer von vielen ist. Weitere sind Sulforaphan, Anthocyane und Catechine. Hier sind neben den allgemeinen positiven Effekten vor allem die Wirkungen auf den Blutzucker und die Blutfette entscheidend. OPC kann die Cholesterinwerte positiv beeinflussen.

2.2.14 OPC und das menschliche Gehirn

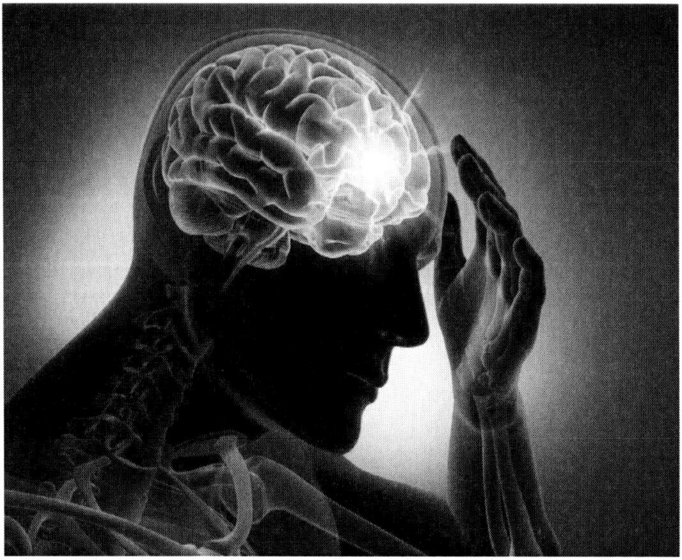

Zu guter Letzt sei auf die positiven Wirkungen von OPC auf das Gehirn hingewiesen. OPC überwindet die Blut-Gehirn-Schranke und kann daher im Gehirn wirksam werden. Es fördert die Durchblutung und kann so die Gedächtnisleistung erhöhen. Durch seine Fähigkeit, angegriffenes Gewebe zu reparieren, nämlich durch die Instandsetzung der angeschlagenen Teile in den kollagenen Fasern, profitiert das Gehirn, weil es besser versorgt wird.

Die Wirkungen von OPC auf das Gehirn sind:

- Die Durchblutung wird verbessert.
- Die Blutgefäße werden repariert.
- Die Gefäße werden elastisch gehalten.
- Die Gehirnzellen werden vor freien Radikalen geschützt.
- Kaputtes kollagenes Gehirngewebe wird repariert.
- Entzündungen im Gehirn können schneller heilen.
- Der Stoffwechsel wird optimiert.

3 Kombipräparate

Kombinationspräparate sind Nahrungsergänzungsmittel, die mehrere Wirkstoffe enthalten. Ein Ergänzungsmittel wird mit anderen Wirkstoffen erweitert, um die Effekte zu verbessern. Bei der Kombination wird darauf geachtet, dass die Wirkstoffe sich einander tragen. Das heißt, sie sollen sich gegenseitig stützen und nicht wechselseitig ausschließen oder nur einseitig einen bestimmten Stoff fördern. Es sollen so viele Vorteile wie möglich erreicht werden. In der Medizin werden schon lange Kombinationspräparate verwendet.

Wenn Wirkstoffe miteinander kombiniert werden, ist die Hauptwirkung größer und man kann eine Erweiterung des gesamten Wirkungsspektrums erreichen. Wenn eine fixe Kombination stattfindet, ist der Einsatz der Wirkstoffe einfach, sicher und wirksam. Bei Nahrungsergänzungsmitteln kann man auf Kombipräparate zurückgreifen oder mit separaten Wirkstoffen eine kombinierte Wirkung erzielen. Wer OPC nimmt, kann so z. B. auch Vitamin-Präparate nehmen. Es gibt aber auch die fertigen Alternativen.

3.1 Das wichtige Vitamin C

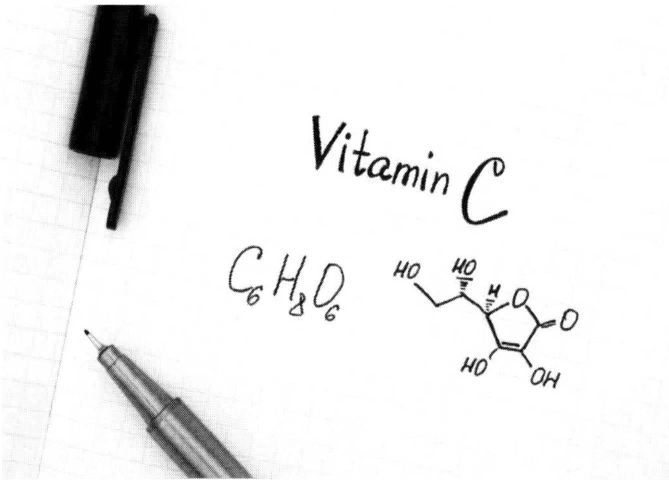

Vitamin C ist in aller Munde und vermutlich auch deutlich bekannter als OPC. Für Vitamin C wird schließlich auch mannigfaltig Werbung gemacht. Experten und Laien sind sich weitgehend einig: Vitamin C ist eine organische Verbindung mit vielen wichtigen Eigenschaften für den menschlichen Organismus. Das Besondere an

Vitaminen ist, dass diese Verbindungen dem Körper nicht als Energieträger dienen, aber dennoch für lebenswichtige Funktionen erforderlich sind. Vitamine gehören zu den essenziellen Stoffen und müssen über die Nahrung aufgenommen werden. Im Unterschied zum Menschen brauchen Pflanzen beispielsweise keine Vitaminzufuhr, weil sie die erforderlichen organischen Stoffe selber synthetisieren können.

3.1.1 Was tun Vitamine?

Viele Stoffwechselreaktionen werden durch Vitamine reguliert. Vitamine bestimmen die Verwertung von Proteinen, Mineralstoffen und Kohlenhydraten. Wer also seinen Vitaminbedarf deckt, der fördert damit seinen Stoffwechsel. Die Vitamine tragen zur Energiegewinnung bei, weil sie Proteine, Mineralstoffe und Kohlenhydrate ab- bzw. umbauen. Darüber hinaus stärken sie das

Immunsystem und helfen beim Aufbau von Zellen, Knochen, Zähnen und Blutkörperchen. Die einzelnen Vitamine haben verschiedene Wirkungen. Im Allgemeinen wird zwischen wasserlöslichen und fettlöslichen Vitaminen unterschieden. Die gängige Katalogisierung erfolgt nach Buchstaben: Vitamin A, Vitamin C, Vitamin B3, Vitamin E, Vitamin K etc. Grund ist, dass man früher davon ausgegangen ist, dass alle Vitamine Amine seien, daher die Verbindung im Lateinischen „vita“ + „amin“. Später erkannte man aber, dass nicht alle Vitamine Amine sind und auch nicht alle Stickstoffatome enthalten. Die chemischen Benennungen sind darum weitaus komplizierter als die trivialen Synonyme. Das Vitamin A kann z. B. als Axerophtol und Retinol benannt werden; Vitamin C als Ascorbinsäure.

3.1.2 Warum Vitamin C so wichtig ist

Vitamin C ist für den Menschen aus zwei Gründen wichtig: Es hat eine umfassende Wirkung und aufgrund moderner Ernährung kann es schnell zum Vitamin C-Mangel kommen. Die großen Wirkungen sind: Es unterstützt die normalen Funktionen des Immunsystems, es beugt oxidativem Stress vor, es fördert die normale Kollagenbildung, es trägt zur normalen Funktion der Blutgefäße bei, es fördert gesunde Haut, Haare und Nägel, es hilft dem Körper bei der Aufnahme von Eisen. Im Detail sind diese Funktionen äußerst ausdifferenziert, so dass hier nur eine kleine Menge der Wirkungen wiedergegeben werden kann, um den Rahmen nicht zu sprengen: Vitamin C ist in der Abwehr von Bakterien und Viren in der ersten Verteidigungslinie des Körpers mitverantwortlich, es ist in weißen Blutkörperchen hochkonzentriert und hilft bei der Abwehr der Viren und Bakterien, es stimuliert die Vermehrung von T-

Lymphozyten, die infizierte Zellen zerstören können. Darüber hinaus eliminiert Vitamin C freie Radikale, die während Entzündungsreaktionen auftreten und wirkt als Radikalfänger. Es hilft, die normale Knorpelfunktion zu erhalten und trägt zur natürlichen Mobilität und Elastizität der Gelenke bei. Es trägt zum Kollagenstoffwechsel bei. Bei der Aufzählung wurden Dinge genannt, die auch auf OPC zu treffen. Das sind die Aspekte um das Kollagen und den oxidativen Stress.

3.2 OPC-Vitamin C Kombiprodukt

Das OPC hat die Eigenschaft, dass es eine 20-mal höhere antioxidative Wirkung als Vitamin C hat und 40-50-mal stärker als Vitamin E wirkt. Deswegen ist es empfehlenswert, das OPC in Kombination mit Vitamin C zu nehmen. Da das OPC ein natürlicher Verstärker von Vitamin C ist, reicht bei gleichzeitiger Gabe auch nur ein Zehntel der täglich empfohlenen Menge an

Vitamin C aus. Außerdem kann OPC verbrauchte Vitamin-C-Moleküle durch eine Reduktions-Oxidations-Reaktion (Redox-Reaktion) bis zu zehnmal regenerieren. Es verstärkt nicht nur die Wirkung des Vitamin C, sondern das Vitamin C verstärkt auch die Gefäßschutzwirkung von OPC.

Das Problem bei OPC-Vitamin-Kombiprodukten ist, dass die Vitamin-Zugabe dazu führt, dass die OPC-Werte verfälscht und von den Herstellern daher falsch deklariert werden. Als OPC-Vitamin-Kombipräparaten untersucht worden, führten die bisher verwendeten photometrischen Verfahren zu falschen Ergebnissen, da die Vitaminbeigaben einen höheren Phenol- und Proanthocyanidingehalt vortäuschten. Zu diesen Aussagen und Ergebnissen kamen die Wissenschaftler des Instituts für Lebensmittelchemie der TU Braunschweig, die durch die neu entwickelte HPLC-Bestimmung (Diolphase) die Proanthocyanidingruppen inzwischen genau bestimmen und Verfälschungen daher ausschließen können.

3.3 Vitamin K2

Zwischen Vitamin C, Vitamin E und Vitamin B12 führt das Vitamin K2 ein Schattendasein. Abgesehen davon, dass es der breiten Öffentlichkeit unbekannt ist, wissen meist nur Experten, wie wichtig dieses Vitamin für den menschlichen Organismus ist. Das Vitamin K kontrolliert die Blutgerinnung, es beugt Krebs vor und aktiviert die Knochenbildung. Es unterbindet die Bildung von Plaque in den Arterien, indem es die Festsetzung von Calcium in den Blutgefäßen verhindert. Man kann einem Vitamin K-Mangel durch eine angemessene Ernährung vorbeugen. Doch auch hier gibt es Präparate, die in Kombination mit OPC wirken.

Doch wieso Vitamin K2? Das Vitamin K ist ein fettlösliches Vitamin. Wer es über die Nahrung aufnimmt, sollte daher auch Fette und Öle zu sich nehmen. In natürlicher Form kommt es als Vitamin K1 und K2 vor. Letztere ist die aktivere Variante. Es ist unproblematisch, Vitamin K1 aufzunehmen, weil es vor allem in den Blättern von Grünpflanzen vorkommt. K2 wird dagegen von Mikroorganismen gebildet. So auch von den Darmbakterien des Menschen. Im Darm kann es so direkt von den Darmzellen aufgenommen werden. Aber K2 existiert auch in bestimmten Nahrungsmitteln: in rohem Sauerkraut, in Eidotter, in Butter, in Leber und in bestimmten Käsesorten.

Vitamin K reguliert die Gerinnung des Blutes. Je weniger Vitamin K zur Verfügung steht, desto schlechter verläuft die Gerinnung, was sich z. B. in vermehrten bzw. erhöhten Blutungen zeigen kann. Das Vitamin wirkt präventiv und rückbildend auf Arterienverkalkungen, weil es das Calcium im Blut reguliert. Calcium ist ein Mineralstoff, der für Knochen und Zähne wichtig ist. Schafft es der Körper nicht, Calcium aus dem Blut zu ziehen, verbleibt es dort an den Gefäßwänden. So kommt es zur Verkalkung. Vitamin K entfernt überschüssiges Calcium aus dem Blut, so dass Ablagerungen vermieden werden. Damit wird das Risiko von Arteriosklerose reduziert. Vitamin K2 kann den Prozess der Verkalkung umkehren.

Vitamin K aktiviert zudem das Protein Osteocalcin, das am Aufbau der Knochen beteiligt ist. Erst die Wirkung von Vitamin K gestattet eine Bindung des Calciums und somit die Integration in den Knochenbau. 2005 konnte mit einer Studie gezeigt werden, dass, wer unter Vitamin K2-Mangel leidet, eine geringere Knochendichte hat, als jemand, der über ausreichend Vitamin K2 verfügt.

In der Zusammenwirkung mit Vitamin D wirkt K2 präventiv gegen Herzerkrankungen. Beide Stoffe steigern die Produktion des Matrix GLA-Proteins, das einer Verkalkung von Blutgefäßen entgegenwirkt.

Vitamin K2 kann mit OPC kombiniert werden. Wie mit Vitamin C kann hier eine bessere Wirkung erzielt werden, wenn beide Stoffe zusammen eingesetzt werden.

Sports & Health Vitamin K2-MK7-Tropfen regulieren den natürlichen Vitamin K-Haushalt auf schonende und gesunde Art. Unsere Vitamin K2-MK7-Tropfen sind angenehm hoch dosiert. Mit 50µg pro Tropfen bzw. 200µg pro Tagesdosierung bedienen sie schnell, effektiv und sicher den Tagesbedarf an Vitamin K. Vitamin K2-MK7-Tropfen enthalten neben 200 µg Vitamin K noch folgende Zusatzstoffe: Olivenöl, MTC-Öl aus Kokos, Menachinon-7, Stabilisator: natürliche, gemischte Tocopherole. Um die Wirkung von Vitamin K2-MK7 zu intensivieren, empfehlen wir die gleichzeitige Einnahme eines reichhaltigen Vitamin D-Produktes.

Unsere Vitamin K-Tropfen haben die all-trans-Form. Bei Vitamin K2 MK7 ist es nämlich wichtig, auf einen hohen trans-Anteil zu achten. Als Trans-Form-Produkt werden diejenigen bezeichnet, die einen trans-Anteil von über 98 % aufweisen.

3.4 Vitamin D3

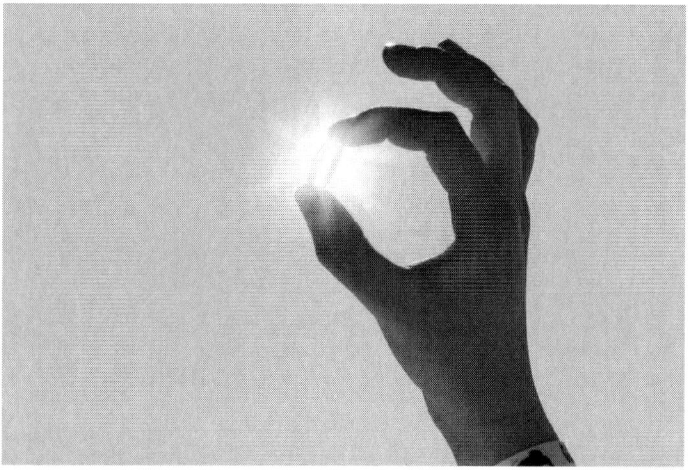

Vitamin D3 kommt vor allem in Fettfischen vor. Es existiert aber auch als Nahrungsergänzungsmittel. Im Organismus funktioniert es als Prohormon und wird zu Calcitriol, einem Hormon, umgewandelt. Deutschland gilt als ein Mangelgebiet für D3. Normalerweise ist eine extra Zufuhr des Vitamins nicht nötig, wenn der Körper ausreichend mit Sonnenlicht versorgt wird. Ein Mangel an Vitamin D begünstigt gleich mehrere Erkrankungen auf einmal, weil so gut wie jede Körperzelle für eine optimale Funktion dieses Vitamin braucht. Beispielsweise sind Menschen mit einem Vitamin D-Mangel anfälliger für Grippen als Menschen mit einem ausgeglichenen Haushalt. Neuere Forschungen weisen darauf hin, dass ein Mangel die Asthma-Krankheit begünstigt. Der Mangel bedingt einen Bluthochdruck sowie eine chronisch-entzündliche Darmerkrankung. Ausreichend Vitamin D im Blutkreislauf senkt das Risiko, an Typ-2-Diabetes zu erkranken. Auch das Risiko für Karies kann mit ausreichend Vitamin D reduziert werden. Eine neuere Forschung aus Kanada weist auf den

Zusammenhang zwischen Rheumatischer Arthritis und Vitamin D-Mangel hin. Andere Untersuchungen geben Hinweise, dass Menschen, die unter Krebs leiden signifikant häufiger auch einen Vitamin D-Mangel besitzen. Neurodermitis und Haarausfall bei Frauen stehen ebenso in einem Zusammenhang mit einem Mangel an diesem Vitamin.

Vitamin D3 – Wozu man es braucht:

- *Vitamin D trägt zu einer normalen Aufnahme und Verwertung von Calcium und Phosphor bei.*
- *Vitamin D trägt zu einem normalen Calciumspiegel im Blut bei.*
- *Vitamin D trägt zur Erhaltung normaler Knochen bei.*
- *Vitamin D trägt zur Erhaltung einer normalen Muskelfunktion bei.*

- *Vitamin D trägt zur Erhaltung normaler Zähne bei.*
- *Vitamin D trägt zu einer normalen Funktion des Immunsystems bei.*
- *Vitamin D hat eine Funktion bei der Zellteilung.*

3.5 Das optimale Team: K2 und D3

Wenn man seinem Körper regelmäßig Vitamin D zuführt, produziert dieser automatisch mehr Vitamin K2-abhängige Proteine. Solange nicht genügend Vitamin K2 vorhanden ist, können nämlich die vorhandenen Proteine nicht korrekt aktiviert werden. Daher empfehlen wir die Kombination von K2 und D. Beide Vitamine entfalten ihre volle Leistung.

4 Analysemethoden

Die Auseinandersetzung mit den verschiedenen Analysemethoden ist wichtig, um deren Vor- und Nachteile bei der Bestimmung des OPC-Gehalts zu kennen und damit OPC-Produkte besser einzuschätzen. Die genaue Bestimmung von OPC gestaltet sich schwieriger als man annehmen möchte, weshalb es oft zu wissentlichen oder nicht wissentlichen falschen Beschreibungen kommt. Ein Grund, dass lange Zeit falsche Bestimmungen im Umlauf waren, war, dass OPC nicht genau definiert wurde. So hat man Analyseverfahren angewendet, ohne eigentlich zu wissen, was genau bestimmt werden sollte. Die bisherigen standardisierten photometrischen Mess- und Analyseverfahren haben keine Möglichkeit geboten, den OPC-Gehalt zu quantifizieren, weil bei diesen Methoden höchstens der Gesamtgehalt an Phenolen und Proanthocyanidinen ermittelt werden kann. Welche Arten von Proanthocyanidinen im Gesamtphenolgehalt vorkommen und wie lange die einzelnen Ketten von Flavan-3-ol-Molekülen sind, kann nicht festgestellt werden. Daher war es bisher nicht möglich, den genauen Oligomeren Proanthocyanidinen Wert (OPC) zu bestimmen. Bei Kombipräparaten kommt erschwerend hinzu, dass Vitamin C den OPC-Gehalt verfälscht.

4.1 95 % OPC – wirklich?

Von sehr hohen Angaben wie etwa den beliebten 95 % sollte man sich nicht täuschen lassen. Es gibt viele Unternehmen, die den Unterschied zwischen oligomeren und polymeren Proanthocyanidinen nicht kennen. So kommt es vor, dass in Herstellerzertifikaten die folgende Aussage gemacht wird: Polyphenolgehalt 95 % (OPC). Dadurch wird suggeriert, dass ein 95 %-

Extrakt mit 95 % OPC gleichgestellt wird, was gar nicht möglich ist.

Diese obige Aussage betrifft nur den gesamten Polyphenol-Gehalt und hat nichts mit dem reinen OPC-Gehalt zu tun. Bei der Analyse wird nämlich nicht der OPC-Gehalt getestet, sondern nur die Polyphenole. Das ist ein riesen Unterschied! Ein Extrakt mit 95 % Polyphenolen könnte auch nur 1 % vom reinen OPC enthalten. Deshalb sollte immer das OPC-Produkt von einem Labor untersucht werden. So kann sichergestellt werden, wie viel OPC sich in dem Traubenkernextrakt befindet.

Ein anderes Problem stellen dann aber die einzelnen Analysemethoden dar. Denn einzelne Methoden können nicht miteinander verglichen werden. Es könnte passieren, dass in ein- und demselben OPC-Produkt unterschiedliche Werte hervortreten bei der Anwendung unterschiedlicher Verfahren. Denkbar ist die

Quantifizierung mit 50 % durch die HPLC-Methode und 60 % durch die DMAC-Methode. Darüber hinaus ist auch möglich dass die gemessenen 60 % in Wirklichkeit nur 40 % sind, wenn es mit der HPLC-Methode gemessen wurde. Deshalb ist es wichtig, dass man die OPC-Analysen immer mit der gleichen Methode vornimmt. Die beste und genauste Methode ist hierfür die HPLC-PDA Methode, da sie das OPC auf seine einzelnen Bestandteile analysiert. Doch es gibt auch andere Verfahren, die unter Umständen ergänzt werden können.

4.2 Die UV-Analyse

Die UV/VIS-Spektroskopie ist ein Verfahren zum Nachweis von ungesättigten organischen Substanzen. Es werden die elektromagnetischen Wellen des ultravioletten und des sichtbaren Lichts verwendet. Moleküle werden im Bereich dieser Lichte bestrahlt. Dabei werden

Valenzelektronen angeregt – und so auf ein höheres Energieniveau gebracht. Bei sekundären Pflanzenstoffen, zu denen auch das OPC gehört, kann dieses Verfahren genutzt werden, um Aussagen über die Qualität dieser machen zu können. Man bekommt Informationen über die absorbierende Wellenlänge eines Moleküls, über dessen Struktur und dessen Farbe.

Die UV-Analyse fußt auf der Messung der Absorption von UV-Strahlung und sichtbarem Licht anhand einer Probe. Diese Probe wird mit Licht bestrahlt. Dieses hat eine genau definierte Wellenlänge. Das Licht kann die Probe durchdringen und wird, sobald es diese verlassen hat, hinten mittels eines Detektors analysiert. Der Detektor misst die Lichtintensität. Danach wird eine Differenz gebildet, nämlich zwischen der Intensität des eingehenden und des ausgehenden Lichtes. Damit misst man die Lichtabsorption der Probe von der vorher festgelegten Wellenlänge. Als nächstes wird die

Wellenlänge verändert und misst erneut die Intensität. Die Wellenlänge kann ein weiteres Mal verändert werden, je nachdem wie viele Durchgänge man braucht. Die Ergebnisse werden grafisch dargestellt. Für gewöhnlich wird ein Diagramm genutzt. Die x-Achse stellt die Wellenlänge dar, die y-Achse die Absorption bei einer bestimmten Wellenlänge. Bei mehreren Messungen bildet sich zumeist eine Kurve.

Das so erfasste Spektrum gestattet Aussagen über Strukturelemente bzw. über die Stoffklassenzugehörigkeit einer Verbindung. So lässt sich feststellen, ob z. B. bestimmte aromatische Komponenten enthalten sind – oder eben auch OPC. Das ist der qualitative Teil einer Messung. Die UV-Analyse dient aber auch quantitativen Untersuchungen, also der Frage „Wie viel?“.

Hierfür nutzt man einen physikalisch erklärbaren Zusammenhang. Im Fachlichen lautet dieser

„Elambda = epsilonlambda * c * d“. Elambda ist die Extinktion (Abschwächung einer Strahlung; in diesem Fall das austretende Licht der Probe bei einer bestimmten Wellenlänge). Epsilonlambda ist der Extinktionskoeffizient. Es handelt sich um eine Konstante, die stoffspezifisch ist. Das „d“ ist die Dicke der Probe und damit letztlich der Weg, den das Licht zurücklegen muss. „c“ ist die Konzentration des Stoffes im gelösten Zustand. Wenn man den Stoff, in unserem Fall also OPC, kennt, dessen Koeffizienten hat und wenn man die Dicke der Probe kennt, dann wird die Extinktion gemessen und daraus die Konzentration berechnet. Hierfür wendet man die obige Formel an – allerdings umgestellt: c = Elambda / (Epsilonlambda × d). Dies ist das Lambert-Beersche Gesetz.

Das heißt, wenn man im Labor erfahren möchte, ob und wie viel OPC in einer Substanz vorhanden ist, braucht man die oben genannten Informationen des Stoffes, eine Probe und ein

UV-Licht oder sichtbares Licht mit bestimmter Wellenlänge, das durch die Probe dringt und mit dem Detektor gemessen werden kann.

4.3 Die Vanillin-Analyse

Der Vanillin-Methode wird oft eine hohe Unzuverlässigkeit vorgeworfen. Dies geht auf mehrere, vornehmlich chemische Bedingungen zurück. Vanillin selbst ist der Hauptaromastoff in den Kapselfrüchten der Gewürzvanille. Außerdem ist es ein naturidentischer Aromastoff. Vanillin kann als Nachweisreagenz zur Derivatisierung von Verbindungen genutzt werden. Hierbei findet die Dünnschichtchromatographie Anwendung. Die entwickelte Platte wird durch Aufsprühen oder Tauchen mit einer Vanillin-Schwefelsäure-Lösung benetzt und erhitzt. Bestimmte Verbindungen zeigen dann typische

Farbreaktionen, wodurch man sie identifizieren kann.

Die Reagenz reagiert bei der Vanillin-Methode nur mit Flavanoiden mit einer freien Meta-orientierten A-Ring Hydroxylgruppe (von OPC), einer freien Hydroxygruppe des C7 Kohlenstoffatoms (von OPC), einer einfachen C2-C3 Verbindung und am C4 ohne Carbonyl Funktion (von OPC). Die unterschiedlichen OPC-Molekülbindungen haben daher Einfluss auf das Ergebnis der Messung. Dadurch reagiert Vanillin nur mit ganz bestimmten Flavanolen. Außerdem hat die individuelle Zusammensetzung des Traubenkernextrakts maßgeblich Einfluss auf die Methode. Hinzu kommt die unterschiedliche Gewichtung der monomeren, oligomeren und polymeren Proanthocyanidinen. Vanillin reagiert nicht mit allen Flavan-3-ol Einheiten. Das heißt, ein Monomar kann genauso gewichtet werden wie ein OPC-Molekül, weshalb bei der Vanillin-Methode oft höhere OPC-Werte herauskommen als bei anderen Verfahren. Ein dimeres OPC kann zur gleichen Reaktion führen wie ein trimeres oder ein tetrameres OPC. Ein pentameres OPC hat mehr als doppelt so viel Masse wie ein dimeres OPC. Die Vanillin Methode kann dies aber nicht berücksichtigen, weshalb beide den gleichen Messwert erfahren würden. Deshalb ist diese Methode veraltet. Allein aufgrund der chemischen Determinanten ist es sehr schwer, ein korrektes Ergebnis im Sinne einer Gewichtsangabe für OPC zu erhalten, also z. B. 100 mg. Die Analyse wird zudem stark von äußeren Faktoren beeinflusst. Die Raumtemperatur, Feuchtigkeit und auch das Zeitmanagement entscheiden die Ergebnisse mit. Alleine die Änderung der Raumtemperatur um nur 1,4 Grad Celsius kann eine Abweichung des Ergebnisses von bis zu 11 % erwirken. Die unsicheren Farbreaktionen können als tragfähiges Ergebnis nicht genutzt werden. Wer den OPC-Gehalt in mg angibt und sich dabei auf die Vanillin-Methode beruft, hat nicht korrekt gearbeitet.

4.4 Die DMAC-Analyse

Die DMAC-Methode wird von den meisten Herstellern angewendet. DMAC ist in chemischer Sprache das 4-Dimethylaminocinnamaldehyd. Synonyme sind DMACA und DMAZA. DMACA heißt vollständig p-Dimethylaminocinnamaldehyd. Es ist ein aromatisches Hydrocarbon. Es wird in einer sauren Lösung zum Nachweis von Indolen verwendet. Ein Indol ist ein aromatischer Heterocyclus, der als Strukturfragment in vielen Naturstoffen vorkommt. Man misst das OPC, indem man eine Probe mit DMACA vermengt und in Mineralsäure legt. Es entstehen blaue Reaktionsprodukte.

4.5 Die HPLC-Analyse

„HPLC" steht für „Hochleistungsflüssigkeits-chromatographie". Es ist ein analytisches Verfahren, das man nutzt, um Substanzen zu trennen und diese mittels Standards zu identifizieren und zu quantifizieren.

Doch was passiert im Detail?

Voraussetzung ist, dass die zu untersuchenden Substanzen aus nicht geladenen Molekülen bestehen. Bei der Trennung, was die stationäre Phase im Verfahren ist, nutzt man die unterschiedlich stark wirkenden Wechselwirkungen zwischen der Substanz und einem Füllmaterial. Als stationäre Phase nutzt man Kieselgel und Umkehrphasen. Als mobile Phase, das Laufmittel, können nahezu alle organischen Lösungsmittel verwendet werden – von unpolaren, wie Hexan, zu stark polaren, wie Methanol, und selbst Wasser. Die Auswahl ist an der Art des Detektors und der Temperatur ausgerichtet. Als Detektor nutzt man UV-Sonden. Durch die unterschiedlichen Wechselwirkungen zwischen Analysensubstanz, stationärer und mobiler Phase werden die Stoffe getrennt. Damit liefern sie für diese Bedingungen eine einmalige Retentionszeit.

Man “sieht” das, was man misst, weil dieses Verfahren ein Chromatogramm enthält, welches die einzelnen OPCs auftrennen kann. Nicht für alle Substanzen sind Standards vorhanden. Dennoch kann eine Quantifizierung erfolgen, weil OPC aus Catechin und Epicatechin aufgebaut ist. Ein Dimers OPC wiegt ungefähr genauso viel wie ein monomeres Catechin und absorbiert auch fast genau die doppelte Menge an Licht. Das Molekulargewicht eines Trimeren OPC wiegt fast genau dreimal so viel wie ein monomeres Catechin. So kann der OPC-Gehalt in Substanzen sehr genau festgestellt werden.

4.6 Die HPLC-PDA-Analyse

Die von der Technischen Universität (TU) Braunschweig entwickelte HPLC-PDA-Methode (Diolphase) ermöglicht eine exakte Bestimmung darüber, wie viel Proanthocyanidingruppen in einem OPC-Produkt enthalten sind. Die folgenden Proanthocyanidingruppen lassen sich mit der HPLC-Bestimmung exakt quantifizieren:

- Monomere,
- alloylierte Monomere,
- Dimere,
- galloylierte Dimere,
- Trimere,
- Tetramere,
- Pentamere,
- „Polymere".

Zu sagen ist, dass die Wissenschaftler der TU Braunschweig alle Proanthocyanidingruppen, die eine Molekülkettenlänge von mehr als 5 Flavan-3-ol Einheiten enthalten als „Polymere" bezeichnen.

So können quantitative Daten über die Verteilung der einzelnen Proanthocyanidingruppen ermittelt werden, was gezielte Aussagen über den Anteil von nieder (Mono- bis Pentamere)- und hochmolekularen Proanthocyanidinen in einem Produkt möglich macht.

Mit diesem Verfahren hat man die Möglichkeit, die einzelnen Proanthocyanidingruppen in einem OPC-Produkt genau zu bestimmen und es können detaillierte Aussagen über die Bioverfügbarkeit der enthaltenen OPC-Moleküle gemacht werden. Nach dem aktuellen Stand der Wissenschaft sind nur die dimeren bis tetrameren OPC-Gruppen für den menschlichen Körper bioverfügbar. OPC-Produkte, die einen hohen Gehalt an dimeren bis tetrameren OPCs enthalten, sind demnach hochwertigere und wirksamere Produkte als Produkte, in denen sich hauptsächlich Monomere und Polymere befinden.

Die genauste Messmethode ist das HPLC-PDA-Verfahren, weil es hierbei möglich ist, das OPC nach einzelnen Bestandteilen zu erkennen. Die normale HPLC-Methode kann das OPC nicht in seine einzelnen Bestandteile zerlegen.

Hier finden Sie eine Zusammenfassung zu den Herstellungsmethoden:

https://youtu.be/-dY72cspwKk oder

5 Bedenkliche Zusatzstoffe

Paracelsus (1493–1541) sagte: „Die Dosis macht das Gift“. Das trifft zunächst auf jeden Stoff zu, den man zu sich nimmt. Viel Wasser trinken ist gesund. Zu viel Wasser kann dagegen schädlich sein. So ist es auch mit Nahrungsergänzungsmitteln. Ziel ist immer ein Gleichgewicht zu halten. Das bedeutet, dass bei OPC-Produkten auch auf die Zusatzstoffe zu achten ist, die nämlich durch Einnahme auch (negative) Wirkungen auf den Körper haben. Über OPC-Produkte hinaus ist die Erforschung schädlicher Zusatzstoffe in Nahrungsmitteln sehr gut vorangeschritten und die Lebensmittelsicherheit in Deutschland ist sehr hoch. Dennoch sollte man auf einzelne Bestandteile achtgeben, um sich nicht unnötigen Risiken auszusetzen.

5.1 Magnesiumstearat

Hierbei handelt es sich um das Magnesiumsalz der Stearinsäure. Es wird aus Fetten und Ölen bei der Spaltung ihrer Glyceride mit Magnesium, Seifen und Glycerin gewonnen. Es findet in der Industrie eine breite Anwendung. Es wird zum Beispiel in der pharmazeutischen Industrie als Hilfsmittel zur Herstellung von Tabletten und

Granulat verwendet. Magnesiumstearat findet man auch in einigen Süßigkeiten.

Magnesiumstearat dient als Fließmittel, um Inhaltsstoffe kostengünstig in Kapseln zu pressen. Es bringt also wirtschaftliche Vorteile; folglich gibt es nur wenige Anbieter, die darauf verzichten. Es besteht der begründete Verdacht, dass der Stoff für mehrere Nebenwirkungen sorgt, wobei eine allgemeine Immunschwächung und Allergien die häufigsten Beobachtungen sind. Es ist ein Stoff, der nicht natürlich vorkommt und der die Struktur der mit ihm verbundenen Mittel verändert. Allerdings wird nichts so heiß gegessen, wie es gekocht wird: Die Bestandteile von Magnesiumstearat, Magnesium und Stearinsäure, sind in vielen Lebensmitteln enthalten: Kekse, Kuchen, Gummibärchen und Brot als Beispiele. Außerdem gilt Magnesiumstearat von offizieller Seite als unbedenklich.

In Nahrungsergänzungsmitteln kommt Magnesiumstearat nur sehr gering vor, ca. 1 %. Dieser eine Prozent reicht aber, um die Wirkung des Ergänzungsmittels einzuschränken. Dessen Bioverfügbarkeit wird reduziert. Unter „Bioverfügbarkeit“ versteht man die Fähigkeit eines Körpers, einen Wirkstoff aufzunehmen. Beim OPC liegt die Bioverfügbarkeit bei ca. 70 % bis 80 %. Das heißt, diese Prozentzahl der Wirkungskraft von OPC kann im Körper entfaltet werden. Magnesiumstearat verschlechtert dies. Man geht davon aus, dass es die Resorption auf 35 % beschränkt, was vor allem daran liegt, dass der Stoff schwer löslich ist. Von ca. 590 mg lösen sich lediglich knapp 80 mg in einem Liter Wasser auf. Außerdem umhüllt Magnesiumstearat die Stoffe, mit denen es verbunden ist. Dadurch wird der fließfähige Effekt für Produkte gewonnen. Aber die Nahrungsergänzungsmittel verlieren so ihre Fähigkeit, sich im Körper aufzulösen und zu wirken.

Daher sollte man sich stets für Präparate entscheiden, die ohne Fließmittel wie das Magnesiumstearat hergestellt wurden. Weil das Magnesiumstearat deklarierungspflichtig ist, kann man in den Produktbeschreibungen schnell erkennen, ob es verwendet wurde oder nicht. Es lohnt sich ein Vergleich der Inhalts- und Zusatzstoffe, um jene zu finden, die der Gesundheit zuträglich sind und die versprochenen Effekte auch einlösen können.

Hier finden Sie ein ergänzendes Video zu Magnesiumstearat:

https://youtu.be/YrSy3mAyvDY oder

5.2 Titandioxid

„Titanoxid“ ist die Bezeichnung für mehrere Verbindungen von Titan und Sauerstoff. In modernen Gesellschaften wird Titanoxid vor allem als Zusatzstoff verwendet. Man findet ihn in

Kosmetikartikeln, in Arzneimitteln und auch in Lebensmitteln – so auch in Nahrungsergänzungsmitteln. Er stellt als Nanopartikel eine Gefahr dar. Darüber wurde lange Zeit diskutiert. Eine Studie, die Anfang 2017 veröffentlicht wurde, belegt aber nun dieses Gefahrenpotential. Es besteht das Risiko, dass sich Titanoxid im Körper einlagert und so das Immunsystem schwächt bzw. im schlimmsten Fall Krebs bedingt. Dafür sind kleine Mengen, so wie man sie täglich zu sich nimmt, ausreichend.

Titanoxid wird als Zusatzstoff bei Arzneimitteln und Nahrungsergänzungsmitteln in der Regel als „Titanoxid“ angegeben. Das heißt, die Bezeichnung lässt sich einfach ablesen. Das ist bei Lebensmitteln anders. Dort findet man Titanoxid meist unter der Benennung „E171“. In Kosmetikartikeln verwendet man die Bezeichnung „CI 77891“. Da Titanoxid auch in Farben vorkommt, nennt man es dort PW6 für das Pigment White 6.

Es wird geschätzt, dass fünf bis zehn Gewichtsprozent der Titandioxid-Partikel im E171 in Nanogröße vorliegen würden. Das heißt, diese Menge ist kleiner als 100 Nanometer. Ein großer Teil kann davon ausgeschieden werden. Aber ein anderer Teil bleibt im Körper zurück. Die Gefahr besteht nicht ausschließlich in der Stoffverbindung selbst, sondern darin, dass Nanopartikel andere Eigenschaften aufweisen als dieselbe Verbindung in einer größeren Partikelgröße. Die Nanogröße bedingt eine größere Oberfläche der Partikel und damit eine höhere biologische Aktivität. Die Wirkung im Körper ist damit größer. So ist es nicht unüblich, dass Nanopartikel durch äußere Anwendung wie über Haut oder Schleimhaut in den Körper gelangen und dort Schaden anrichten können. Allein Zähneputzen kann schon ausreichen, um täglich Titanoxid aufzunehmen. Es ist schon länger bekannt, dass Titanoxid ähnliche Prozesse im Körper befördert wie andere hochgiftige Verbindungen, z. B. Asbest. Beides löst Entzündungsreaktionen aus und führt zu oxidativem Stress; der schädigt wiederum Gewebe und Erbsubstanz.

Titandioxid gilt noch immer als ungefährlich, doch immer mehr Untersuchungen widerlegen diese Auffassung. Das französische National Institute for Agricultural Research (INRA) berichtete im Januar 2017 im Scientific Reports Journal über ihre Untersuchungsergebnisse und bilanzierte, dass bei einer Aufnahme von Titandioxid über den Mund zunächst gutartige Tumoren begünstigt werden würden, die sich später aber zu bösartigen Tumoren entwickeln könnten. Basis für dieses Ergebnis war eine Untersuchung an Ratten, denen man 100 Tage lang Titandioxid ins Trinkwasser gegeben hat – in den Verabreichungsmengen, wie sie im Verhältnis vom Menschen jeden Tag aufgenommen werden. Ältere Studien warnen vor der Krebsgefahr. Wenn man Titandioxid einatmet, sei es an vielen Stellen im Körper krebserregend. Die Partikel kommen über die Lungen ins Blut und können so Milz, Nieren, Leber, Herz und Gehirn erreichen.

Die jüngste Studie hat sich dem Krebsrisiko bei oraler Aufnahme gewidmet. Das Titandioxid wird vom Darm resorbiert und gelangt so in den Blutkreislauf. Über die Blutbahnen kann der Stoff in jeden Körperteil wandern, doch Krebsvorstufen entwickeln sich zunächst nur im Darm und bei regelmäßiger Aufnahme der Stoffverbindung. Die Substanz schwächt aber zugleich auch das Immunsystem, so dass die Konsumenten allgemein anfälliger werden für Krankheiten. Wer regelmäßig Titandioxid zu sich nimmt, riskiert außerdem chronisch entzündliche Darmprozesse.

Alles in allem sind die Wirkungen von Titandioxid im Körper noch nicht ausreichend erforscht, weshalb die Stoffverbindung als ungefährlich gilt.

Einzelne Studien machen aber deutlich, dass Zusammenhänge zwischen Krankheiten und Titandioxid vermutet werden dürfen. Bei OPC-Produkten ist die Farbe der Kapsel oft aus Titandioxid. Da der Stoff in den Inhaltsstoffen gelistet wird, kann und sollte man nach ihm suchen und wenn das Produkt über Titandioxid verfügt, dieses besser nicht kaufen.

5.3 Siliziumdioxid

Siliciumdioxid sorgt für einige Verwirrung. Das liegt nicht am Stoff, sondern am Umgang mit seinen Benennungen, denn nicht selten kommt es zu Verwechslungen. Zunächst: Siliciumdioxid ist ein Sammelbegriff. Darunter sind alle Modifikationen von den Oxiden des Siliciums zusammengefasst mit der Summenformel SiO2. Oft findet man das Synonym „Kieselsäure“ für Siliciumdioxid; vorrangig in der Kautschuk-Industrie. Aber diese Benennung ist falsch. Auch

„Silica“ ist nicht korrekt – ebenso die Gleichsetzung von Siliciumdioxid mit Sand. Der Großteil von Sand besteht zwar aus Siliciumdioxid, was man dort als Quarz vorfindet, aber Sand mit Siliciumdioxid gleichzusetzen, ist nicht korrekt. Siliciumdioxid ist der Hauptbestandteil von Quarz-Gläsern. Über die Toxikologie wurde eine Stoffbewertung arrangiert. Sie startete 2012 unter der Federführung von REACH in den Niederlanden. Der Bewertungsprozess ist noch nicht abgeschlossen. Es gibt aber unabhängig von REACH Hinweise darauf, dass Siliciumdioxid schädlich für den Menschen ist.

Siliciumdioxid wird als Lebensmittelzusatzstoff verwendet. Es trägt die EU-Zulassungsnummer E 551. Aufgrund der verschiedenen und teils fälschlichen Benennungen, ist es nicht unüblich, dass Siliciumdioxid auf der Zutatenliste von Lebensmitteln als Kieselsäure gelistet wird. In der Lebensmittelindustrie kommt Siliciumdioxid nach

Funktionsklassen vor: als Trennmittel, Füllstoff, Trägerstoff und Emulgator. Siliciumdioxid kommt häufig in der Erdkruste vor. So ist es auch ein natürlicher Bestandteil von Pflanzen. Das heißt, von Natur aus kann es in Lebensmitteln enthalten sein. Siliciumdioxid ist aber vom Organismus nicht verwertbar. Es wird unverdaut ausgeschieden.

In der Lebensmittelindustrie wird Siliciumdioxid in Pulverform verwendet, um die einzelnen Partikel von der Umgebung zu isolieren und auf diese Weise Verklumpungen zu vermeiden. Die Produkte sind nach wie vor rieselfähig. Siliciumdioxid fungiert als Rieselhilfe, indem es als Nanopartikel den Lebensmitteln zugesetzt wird. Über die Risiken von Nanopartikeln wurde bereits geschrieben. Siliciumdioxid gilt als gesundheitlich unbedenklich, weil der Körper die Stoffverbindung nicht aufnimmt und unverdaut ausscheidet. Zur Diskussion steht einzig die mögliche Gefahr in Nano-Form. Da hier keine endgültigen Ergebnisse vorliegen, sollte man Produkten mit Siliciumdioxid-Gehalt mit höherer Vorsicht begegnen.

Zu beachten ist auch, dass Siliciumdioxid nicht für Lebensmittel im Allgemeinen zugelassen ist, sondern nur in gesetzlich definierten Produkten. Die Höchstmengen sind ebenfalls für einige Lebensmittel festgelegt. Für Arzneimittel und Kosmetika ist die Stoffverbindung ebenfalls erlaubt. Zudem darf der Lebensmittelzusatzstoff für Bio-Lebensmittel und Entwöhnungsnahrung für Kinder und Säuglinge eingesetzt werden.

Es gibt OPC-Produkte, in denen Siliciumdioxid als Füllstoff enthalten ist. Unser Produkt verfügt nicht über diese Stoffverbindung, weil die gesundheitlichen Auswirkungen nicht hinreichend erforscht sind.

Hier finden Sie eine kostenlose Checkliste, was Sie beim Kauf von Nahrungsergänzungsmitteln beachten sollten:

https://www.sports-health.de/blog/magnesiumstearat

6 Hinweise

Zu den wichtigsten Hinweisen gehört zunächst die sorgfältige Produktauswahl. Wie gezeigt werden konnte, können OPC-Produkte nicht nur schädliche oder zumindest fragwürdige Zusatzstoffe enthalten, sondern je nach Analysemethode gibt es unterschiedliche Angaben zum OPC-Gehalt. Die Bewerbung mit 95 % OPC im Produkt mag einschlägig klingen, forciert aber eine gänzlich falsche Vorstellung der Produkte. Hat man ein passendes Nahrungsergänzungsmittel gefunden, das nicht nur den gesundheitlichen Standards gerecht wird, sondern auch die Wirkung von OPC effektiv ermöglicht, gilt es, eine passende Routine für die Einnahme zu entwerfen. Meistens greift man hier auf Einnahmeempfehlungen zurück. Die Erstellung eines Ernährungsplans mit einem Profi wäre eine angemessene Alternative, gerade wenn man Ernährung und Sport miteinander verbinden möchte. Es ist auch darauf hinzuweisen, dass OPC mit weiteren Ergänzungsmitteln kombiniert werden kann. Für eine genaue Analyse des Bedarfs sind allerdings im Vorfeld Untersuchungen erforderlich. Wer beispielsweise unter Eisenmangel leidet, sollte sich dies zunächst von einem Arzt bestätigen lassen und kann dann in seinen Ernährungsplan Eisenpräparate hinzufügen. OPC und andere Ergänzungsmittel schließen sich nicht aus, so dass hier keine Gefahr von Wechselwirkungen besteht.

6.1 Einnahmeempfehlungen

Bei den Empfehlungen zur Einnahme ist der Anlass bzw. das Ziel der OPC-Zufuhr zu bedenken: Wozu möchte ich OPC nehmen? Habe ich ein konkretes Leiden wie Menstruationsbeschwerden, Übergewicht oder Allergien? Möchte ich meiner Gesundheit etwas Gutes tun? Will ich OPC prophylaktisch einnehmen? Soll es in Kombination mit anderen Präparaten verwendet werden? Greife ich doch lieber auf Kombipräparate zurück? Zu den Grundfragen gehört auch die Frage nach der Verträglichkeit von Zusatzstoffen sowie die Frage nach den allgemeinen Voraussetzungen wie Ernährungsgewohnheiten, sportliche Tätigkeiten, Stress sowie der physische wie psychische Zustand. Bei Bedarf ist mit einem Arzt eine mögliche Wechselwirkung mit Medikamenten abzusprechen, sollten welche eingenommen werden.

Für Polyphenole wie OPC gibt es keine standardisierten Empfehlungen zur Menge für die Aufnahme. Das liegt u. a. daran, dass noch nicht hinreichend geklärt ist, wie diese Stoffe genau wirken, wenn sie nicht über ein natürliches Lebensmittel, sondern über Nahrungsergänzungsmittel eingenommen werden. Das bedeutet, dass die Empfehlungen zur Einnahme zunächst Erfahrungswissen sind. Wissenschaftliche Studien und daraus ableitbare Handlungskonsequenzen fehlen bisher.

Im Allgemeinen ist bei der Einnahme die Dosis vom Zweck abhängig:

Gesunderhaltung

Wer OPC zur Prophylaxe einnehmen möchte, sollte sich auf ein bis 2 mg pro kg Körpergewicht täglich einstellen. Eine höhere Dosierung ist jederzeit möglich, wenn man z. B. unter akuten Krankheiten leidet, Stressphasen durchläuft oder vor einer Operation nach Verletzungen steht. Auch wenn eine allergische Reaktion auf andere Stoffe vorhanden ist, sollte die Dosis erhöht werden, ebenso bei starkem Sonnenlicht.

Therapeutische Dosierung

Hier gibt es Erfahrungen mit 400 mg und mehr am Tag.

Die beste Zeit, sein OPC einzunehmen, ist eine halbe Stunde vor oder nach einer Mahlzeit. Die gleichzeitige Aufnahme von Milchprodukten ist zu vermeiden, um die Wirkung nicht unnötig zu reduzieren. Bei einem empfindlichen Magen ist es besser, das OPC mit einer Mahlzeit einzunehmen.

Gibt es eine Überdosierung?

Bisher wurden keine Nebenwirkungen ausgemacht – auch nicht wenn man mehr als den empfohlenen Tagesbedarf eingenommen hat. Auch bei einer halbjährigen Langzeiteinnahme von täglich 35 000 mg konnten keine negativen Wirkungen festgestellt werden.

Es ist nicht verkehrt, mit der Einnahme ein wenig zu experimentieren, um zu beobachten, wie es sich am besten verhält. Im Schnitt sollte man sich an zwei mg OPC pro Körpergewicht orientieren.

> Hier finden Sie Videos zu unseren Einnahme-Empfehlungen:
>
> https://youtu.be/bVAB4OCll0w
>
> und
>
> https://youtu.be/9Folz-nrCFU

6.2 Qualitätscheck

Die Qualität der OPC-Produkte ist von der Herstellung abhängig sowie von den Analyseverfahren, die genutzt werden, um den

OPC-Gehalt zu bestimmen. Dabei ist zu bedenken, dass Qualität relativ in Bezug zur Vermarktung steht. Das heißt, der OPC-Gehalt kann zumindest quantitativ durchaus wertvoll sein, wenn aber in der Vermarktung von 95 % OPC gesprochen wird, ist das ein Kritikpunkt, der die Qualität mindert, selbst wenn quantitativ genügend OPC enthalten ist. Die Aussage über 95 % OPC deutet an, dass entweder wissentlich eine falsche Aussage getroffen wurde oder dass unwissentlich davon ausgegangen wurde, dass der OPC-Anteil so hoch sei. Das würde bedeuten, es wurde nicht korrekt analysiert. Zum Qualitätscheck gehört neben der Kontrolle der Inhaltsstoffe auch die Klärung, welches Analyseverfahren verwendet wurde.

Woran erkennt man also ein gutes OPC-Produkt? Man erkennt es an sechs Qualitätsmerkmalen:

Der Rohstoff

Die Qualität der Rohstoffe entscheidet maßgeblich über die Qualität des OPC-Produkts. Es sollte darauf geachtet werden, dass die OPC aus Weintraubenkernextrakt bzw. Pinienrindenextrakt gewonnen werden und das Verfahren des OPC-Entdeckers angewendet wird.

Weintraubenkernmehl oder gemahlene Pinienrinde, die es in Pulver- oder Kapselform gibt, sind zwar günstiger, können aber nicht gewährleisten, dass die von Masquelier dargestellten und teils erforschten Wirkungen überhaupt erreicht werden können.

Wenigstens das originale Herstellungsverfahren

Das Herstellungsverfahren nach Prof. Masquelier ist inzwischen patentiert. Hier geht es weder um Markenschutz noch um das Durchsetzen von irgendwelchen Ansprüchen. Der Grund, warum man das originale Verfahren nutzen sollte, liegt darin, dass bei Nicht-Anwendung die Gefahr variierender Molekülkettenlängen besteht. Diese OPC-Produkte weichen in ihren Eigenschaften vom Original zu stark ab.

Es gibt inzwischen aber auch eine Reihe von optimierten Herstellungsverfahren. Gerade, weil bei der originalen Methode teilweise Chlor verwendet wird, steht sie auch in der Kritik. Bei der Frage nach Qualität sollte wenigstens das originale Herstellungsverfahren angewendet worden sein. Der Optimalfall wäre, ein Produkt zu wählen, welches mit einem modernen Herstellungsverfahren entwickelt wurde, was in seinen chemischen Reaktionen nachvollziehbar ist. Außerdem sollte bedacht werden, dass für die Bioverfügbarkeit es gut ist, wenn der OPC-Rohstoff einen großen Anteil Oligomere aufweist, die ein niedriges Molekülgewicht haben.

GMP Qualität

Ein Hinweis auf gute Qualität ist, wenn der Herstellungsbetrieb über ein GMP-Siegel verfügt. Die Zertifizierung mittels GMP bestätigt, dass der Produktionsbetrieb spezielle Lager-, Analyse-, Hygiene- und Prozesstechniken nutzt. „GMP“ steht für „Good Manufacturing Practice“.

Vitamin C

Wie bei den Kombipräparaten bereits geschrieben, ist es gut, wenn OPC mit Vitamin C oder anderen Vitaminen kombiniert wird. Ein gutes OPC-Produkt sollte Vitamin C enthalten, weil so eine spezielle Nährstoff-Synergie entsteht, durch die die Wirkung von Vitamin C um das Zehnfache erhöht werden kann.

Frei von Zusatzstoffen

OPC-Produkte sollten frei von schädlichen Zusatzstoffen sein. Im Optimalfall gibt es keinerlei Zusatzstoffe bzgl. Kapselfüllung oder Kapselüberzug. Das Kapselmaterial sollte vegan sein.

Weitere Siegel

Neben dem GMP-Zertifikat gibt es noch weitere Siegel, die Nahrungsergänzungsmittel erhalten können. Wenn diese Siegel auf einem OPC-Produkt sind, handelt es sich um ein gutes und geprüftes Produkt. Die wichtigsten Siegel sind im Überblick und sowohl auf die OPC-Produkte bezogen als auch auf die Herstellerfirmen:

Bio-Siegel: Produkt entspricht den Regelungen der EG-Öko-Verordnung.

DKGV-Siegel: Qualität und Fachwissen nach dem Deutschen Kräuter- und Gewürzhändler-Verband e. V.

Din ISO 9001: Qualitätsmanagement im Sinne der Kundenzufriedenheit.

HACCP: Das Kürzel steht für „Hazard Analysis and Critical Control Points“. Übersetzt bedeutet dies „Gefahrenanalyse und kritische Kontrollpunkte“. Eine Analyse der Produkte dient der Sicherheit für spätere Konsumenten.

Made in Germany: Das Produkt wurde in Deutschland hergestellt. Der Entwicklungs-prozess ist deutlich nachvollziehbarer als wenn das Produkt aus einem fremden Land stammt.

IFS: Standards, mit denen sichergestellt wird, dass Unternehmen die den mit den Kunden vereinbarten Spezifikationen entsprechenden Produkte herstellen.

V-Siegel: Das Siegel wird rein veganen Produkten verliehen.

GfRS: Die Gesellschaft für Ressourcenschutz stellt sicher, dass die Qualität landwirtschaftlicher Erzeugnisse bzw. von Lebensmitteln im Interesse des Verbraucherschutzes sind.

Außerdem sind weitere unabhängige Qualitätsprüfer zu berücksichtigen. Nahrungsergänzungsmittel können freiwillig einer Qualitätsprüfung unterzogen werden. Die Anbieter dieser Prüfungen sind selbst Unternehmen. Sie dürfen keine Pharmazeutika o. Ä. zulassen, können aber die Qualität untersuchen.

6.3 Geld-zurück-Garantie

Für alle angebotenen Produkte gewähren wir neben dem gesetzlichen Widerrufsrecht eine freiwillige Geld-zurück-Garantie von insgesamt 60 Tagen ab Erhalt der Ware. Mit dieser freiwilligen Geld-zurück-Garantie können Sie sich auch nach Ablauf der 14-tägigen Widerrufsfrist vom Vertrag lösen, indem Sie mittels einer eindeutigen Erklärung innerhalb von 60 Tagen nach Erhalt der Ware uns von Ihrer Rücktrittsentscheidung informieren. Die rechtzeitige Absendung reicht zur Fristwahrung aus.

6.4 Bei Fragen: OPC Community von Sports & Health

In dieser Gruppe bekommen Interessierte weitere Informationen und sämtliche Neuigkeiten, die über Sports & Health Produkte Auskunft geben. Außerdem dient die Gruppe dem Erfahrungsaustausch über Sports & Health Nahrungsergänzungsmittel. Zusätzlich findet man hier Einnahmeempfehlungen, über die diskutiert werden kann.

Außerdem könnt ihr eure Erfahrungen, die ihr mit Sports & Health Produkten gemacht habt, austauschen.

Bei Fragen stehen euch unsere Admins selbstverständlich immer zu Verfügung.

Hier geht es zur Community:

https://www.facebook.com/groups/352899115091657/?fref=ts oder

7 Fazit

OPC ist ein wichtiges Nahrungsergänzungsmittel, das bei niemandem fehlen sollte, der Wert auf Gesundheit und Fitness legt. Es stehen zwar noch weitere Studien zur Wirksamkeit aus, aber die bisherigen Untersuchungen und Erfahrungen zeigen, dass dieser Wirkstoff für den Menschen von großer Bedeutung ist – vor allem in Kombination mit Vitaminen. OPC wirkt sowohl prophylaktisch als auch therapeutisch, so dass es auch bei bestimmten Krankheitsbildern angewendet werden kann. Bei der Einnahme gibt es keine festgeschriebenen Höchstmengen oder Vorgaben. Es gibt allgemeine Richtlinien, die je nach Einzelfall konkretisiert werden können und sollten.

7.1 Was ist zu beachten?

Zu beachten ist, dass OPC ein Stoff ist, der auf natürliche Weise vorkommt und in der Regel aus Traubenkernen gewonnen wird. Es handelt sich nicht um Traubenkernextrakt. Erst wenn im Extrakt das OPC isoliert wurde, ist der Stoff unabhängig verfügbar und kann weiterverarbeitet werden. OPC gibt es als Pulver, welches zumeist in Kapselform angeboten wird. Je nach Produktionsverfahren sind diese Kapseln mehr oder weniger für den menschlichen Körper zuträglich. Am besten sind Produkte, bei denen in der Herstellung Wert auf ökologische

Prinzipien gelegt wurde. Mithilfe von Qualitätssiegeln kann man erkennen, wie gearbeitet wurde. Ein Blick auf die Inhaltsstoffe ist dennoch notwendig, um die Zusatzstoffe zu kontrollieren. Außerdem sollte man gucken, ob mit der bekannten und fragwürdigen Strategie gearbeitet wird, das Produkt mit 95 % OPC-Gehalt zu vermarkten. Diese hohe Prozentzahl ist unrealistisch. Es ist auch hilfreich, sich zu erkundigen, welches Analyseverfahren angewendet wurde, um den OPC-Gehalt zu bestimmen. Wer an bestimmten Symptomen oder Krankheitsbildern leidet, sollte recherchieren, ob und inwieweit OPC hilfreich sein kann. In dem vorliegenden Buch wurden die wichtigsten Einsatzfelder von OPC beschrieben, so dass man hier einen ersten Zugang findet. OPC sollte allerdings nicht als ein Allheilmittel verstanden werden, sondern lediglich als zusätzliche Chance für eine Besserung. Das Nahrungsergänzungsmittel ersetzt keine notwendige medizinische Therapie. Es ist besser, OPC prophylaktisch einzunehmen, also ohne konkreten Bezug zu Beschwerden.

Hier erhalten Sie eine kostenlose Checkliste für den Kauf von OPC:

https://www.sports-health.de/blog/opcwissen

oder

7.2 Hilfe gegen oxidativen Stress

Das wichtigste Merkmal von OPC ist dessen Wirkung gegen oxidativen Stress, welcher die Ursache für zahlreiche Störungen ist. Oxidativer Stress entsteht durch freie Radikale. Gesunde, also normale, Körperzellen besitzen die Fähigkeit, reduzierende oder oxidierende Stoffe zu neutralisieren. Dazu bevorraten sie diese Stoffe. In dem „Vorratslager“ besteht das Risiko von Ungleichgewichten. Das Verhältnis zwischen den reduzierenden und oxidierenden Stoffen kann kippen. Die Folge ist, dass normale Funktionen der Reparatur und Entgiftung nicht mehr ordentlich ausgeführt werden können. Kurz gesagt: Eine Zelle ist mit ihren eigenen Funktionen überfordert. Es kommt zur Schädigung von zellulären und extrazellulären Makromolekülen. Dies ist der oxidative Stress. Dieser trägt maßgeblich zu schlimmen Krankheiten bei, z. B. Krebs, Schlaganfall oder Demenz.

Freie Radikale sind Moleküle, denen mindestens ein Elektron fehlt. Dadurch sind sie instabil. Sie streben ein Gleichgewicht an und reagieren daher schnell mit dem Stoff, der ihnen am nächsten ist. Freie Radikale sind an sich nicht schlimm. Der Körper braucht sie sogar für bestimmte Stoffwechselprozesse. U. a. werden sie gebraucht, um immunologische Reaktionen zu ermöglichen, um Erreger abzutöten. Da die freien Radikale aber auch über die Umwelt aufgenommen werden, sind sie im Körper in zu großer Menge vorhanden, was zu Ungleichgewichten führt. Der Körper nimmt die freien Radikale über Abgase, UV-Strahlen, Alkohol, Nikotin oder eine ungesunde Ernährung auf. Der Überschuss im Körper bedingt oxidativen Stress. Dieser wird dadurch schlimmer, dass die Gegenspieler dieser Radikale, die Antioxidantien, nur in geringen Mengen aufgenommen werden. Die Mengen sind sogar noch geringer als vor 30 Jahren. Der Grund liegt darin, dass Obst weniger gegessen wird und das Obst selbst zwar eine Hauptquelle für Antioxidantien ist, aber durch Pestizide und unreife Ernten nährstoffärmer ist als früher.

OPC bietet hier eine sinnvolle Ergänzung, denn es wirkt antioxidativ. So kann die Oxidation von anderen Stoffen verlangsamt oder ganz verhindert werden, was dazu beiträgt, dass das Gleichgewicht im Körper wiederhergestellt wird. Wer wissen möchte, ob er unter oxidativem

Stress leidet, kann sich testen lassen. Es gibt ein spezielles Verfahren, das sich Vitalstoffanalyse nennt. Dazu wird eine Blutprobe mit Reaktionsprodukten entnommen und mit freien Radikalen belastet. Dann misst man, wie viele dieser Radikale in der Probe gepuffert werden konnten. Mithilfe einer Skala kann die antioxidative Qualität sowie die oxidative Belastung des Blutes gecheckt werden.

Es gibt verschiedene Möglichkeiten, Antioxidantien aufzunehmen. Neben OPC ist das Spurenelement Selen ein guter Lieferant, doch OPC gilt als der stärkste Stoff mit antioxidativer Wirkung.

7.3 Im Krankheitsfall

Will man OPC gegen bestimmte Symptome oder Krankheiten nehmen, ist eine Absprache mit einem Arzt erforderlich. Es gilt, Wechselwirkungen auszuschließen und gemeinsam eine Tagesdosis festzusetzen. Man kann sich im Zweifel auch mehrere Meinungen einholen, gerade wenn der Arzt Nahrungsergänzungsmitteln skeptisch gegenübersteht. Am besten ist ein medizinisch aufgeschlossener Arzt, der auch über den Tellerrand konventioneller Verfahren hinausblickt und sich im Bereich der Komplementärmedizin auskennt. Alternativ können auch Heilpraktiker aufgesucht werden. Wichtig sind auch eigene Recherchen im Internet, um viele Informationen zu bekommen, mit denen man die eigene Entscheidung besser steuern kann.

Außerdem ist es gut, nicht nur auf OPC oder ärztliche Therapie zu vertrauen, sondern sich auch Gedanken um die Ursachen der Krankheiten zu machen. Viele Krankheiten resultieren aus ungünstigen Lebensweisen, niedriger Stresstoleranz und ungesunder Ernährung sowie Bewegungsmangel. Hier sollte man die Krankheiten zum Anlass nehmen, über das eigene Leben nachzudenken und ggf. Änderungen einzuleiten, um nachhaltig zu einem gesünderen und ausgeglichenen Leben zu finden. Diese Dinge kann OPC selbstverständlich nicht übernehmen. OPC kann im akuten Fall helfen sowie bei chronischen Beschwerden Linderung verschaffen. Die Ursachen von Krankheiten kann es nicht auflösen, auch nicht beim oxidativen Stress. Es ist zu kurz gedacht, das Gleichgewicht im Körper einfach mit OPC herzustellen, ohne dabei die schädlichen Einflüsse zu minimieren, die erst zum Ungleichgewicht geführt haben.

7.4 Wie mit kontroversen Meinungen umgehen?

OPC ist in den Bereichen von Gesundheit, Lifestyle und Fitness weit verbreitet. Es wird schon von vielen Menschen genutzt und vermutlich noch mehr diskutieren über die

Wirkungen. Hier gibt es Meinungen, die die Wirkung von OPC bestätigen und Meinungen, nach denen OPC wirkungslos sei. Es gibt Studien, die die positiven Wirkungen belegen. Allerdings gibt es auch noch genügend Forschungslücken. Sich also auf reine wissenschaftliche Erkenntnisse zu verlassen, hilft in diesem Fall nicht weiter. Besser ist es, eigene Erfahrungen zu sammeln. Die Meinungen von anderen können aus Erkenntnisinteresse wahrgenommen und an eigenen Erfahrungen geprüft werden. Wichtiger ist aber, eigene Erfahrungen zu sammeln. Da die OPC-Produkte auch bei einer hohen Dosierung keine negativen Wirkungen zeigen, kann hier ruhig etwas experimentiert werden. Man kann sich ein Tagebuch anlegen und aufführen, wann und wie viel man OPC eingenommen hat. Außerdem sollte der physische und psychische Zustand vor, während und nach der Einnahmezeit erfasst werden, um diese im Nachhinein vergleichen zu können, ob Besserungen aufgetreten sind.

7.5 Abschließend

Abschließend ist zu sagen, dass Nahrungsergänzungsmittel eine hervorragende Möglichkeit sind, wichtige Stoffe dem Körper zuzuführen, die über die Nahrung nicht ausreichend aufgenommen werden. Hier ist aber auch ein Knackpunkt zu sehen: Der Sinn von diesen Mitteln besteht nicht darin, eine gesunde, vitalstoffreiche und leicht verdauliche Ernährung zu vernachlässigen, weil man glaubt, die relevanten Stoffe mittels Pulver aufzunehmen. Die Ergänzungsmittel sind genau das, was sie sind: eine Ergänzung. Deshalb sollte man sich auch mit gesunder Ernährung beschäftigen und den eigenen Ernährungsplan so anlegen, dass wichtige Vitalstoffe und andere gesundheitsfördernde Stoffe durch die normale

Ernährung aufgenommen werden können. Eine gesunde Ernährung ist die wichtigste Voraussetzung für Vitalität und Freiheit von Krankheit. Die Verdauungsorgane werden durch Industriekost und Fast Food schnell belastet. Auch fehlt vielen Menschen Ruhe beim Essen, so dass die Verdauung nicht ordentlich vollzogen werden kann. Das Ergebnis erschwerter Verdauung ist ein erhöhter Energieverbrauch bei schlechteren Ergebnissen. Die Nährstoffe, sofern welche in der Nahrung vorhanden waren, können nicht ordnungsgemäß resorbiert werden. Es kommt zu Mangelerscheinungen. Verdauung beginnt im Mund! Auch das ausgiebige Kauen der Nahrung trägt zu besseren Verdauungsprozessen bei. Dies sollte alles bedacht werden, wenn man sich mit Nahrungsergänzungsmitteln beschäftigt, denn OPC kann kein Ausgleich für eine ständige ungesunde Ernährung sein.

Dieses Buch ist als Einführung in einen vielfältigen Wirkstoff zu sehen und ersetzt keinesfalls eine gründliche Analyse und Empfehlung des Einzelfalls. OPC ist sehr kraftvoll und sollte angemessen zu sich genommen werden.

8 Quellen- und Literaturverzeichnis

Briese, Volker (2011): Arzneimittel und Nahrungsergänzungsmittel in der Schwangerschaft und Stillzeit. Berlin: Walter de Gruyter Verlag.

BVerwG, Urteil vom 25. Juli 2007-3 C21.06; OVG Münster

Flaig, Christopher (2017): OPC - Wichtige Fakten! Das musst du wissen! URL: https://www.sports-health.de/blog/opcwissen [24.06.2017].

Hanssen, Hans-Peter; Koch, Angelika & Richter, Rita (2008): Biogene Nahrungsergänzungsmittel. Stuttgart: Wissenschaftliche Buchgesellschaft.

Hänsel, Rudolf & Steinegger, Ernst (1992): Pharmakognosie. Heidelberg: Springer Medizin Verlag.

Hänsel, Rudolf & Sticher Otto (Hrsg.) (2010): Pharmakognosie – Phytopharmazie. Heidelberg: Springer Medizin Verlag.

Hirscher, Petra (2017): Anti-Aging mit OPC. Wie Sie das stärkste Antioxidans nutzen können, um gesund und jung zu bleiben. München: Riva Verlag.

Horn, Florian (2009): Biochemie des Menschen. Das Lehrbuch für das Medizinstudium. Stuttgart: Thieme Verlag.

Keweloh, Heribert; Hamdorf, Johann & Revermann, Maria (2014): Mikroorganismen in Lebensmitteln. Theorie und Praxis der Lebensmittelhygiene. Haan-Gruiten: Pfanneberg Verlag.

Kurzweil, Peter & Scheipers, Paul (2010): Chemie. Grundlagen, Aufbauwissen, Anwendungen und Experimente. Wiesbaden: GWV Fachverlage.

Laye, Evelyne (2016): Die 10 besten Nahrungsergänzungsmittel. Epfendorf: Jadebaum Verlag.

Mladenka, P.; Zatloukalová, L.; Filipský, T.; Hrdina, R. (2010): Cardiovascular effects of flavonoids are not caused only by direct antioxidant activity. In: Free Radic Biol Med. 49 (6), S. 963–975.

Püschel, Gerhard et al. (2011): Taschenlehrbuch Biochemie. Stuttgart: Thieme Verlag.

Schneider, Anja (2014): Nahrungsergänzungsmittel. Kein Ort: GBI-Genios Deutsche Wirtschaftsdatenbank GmbH.

[Verbraucherzentrale]: Ist die Einnahme von OPC sinnvoll? URL: https://www.verbraucherzentrale.de/ist-die-einnahme-von-opc-sinnvoll- [24.06.2017].

Weber, Herbert (Hrsg.) (2010): Mikrobiologie der Lebensmittel. Grundlagen. Hamburg: B. Behr's Verlag GmbH.

[Zentrum der Gesundheit] (2017): OPC - Die Kraft der Traubenkerne. URL: https://www.zentrum-der-gesundheit.de/opc-pi.html [24.06.2017].

Bildnachweise:

© Romolo Tavani / fotolia.com

© gwolters / fotolia.com

© Rostislav Sedlacek / fotolia.com

© psdesign1 / fotolia.com

© ExQuisine / fotolia.com

© dusk / fotolia.com

© Brian Jackson / fotolia.com

© max dallocco / fotolia.com

© Africa Studio / fotolia.com

© Bits and Splits / fotolia.com

© blackday / fotolia.com

© rosinka79 / fotolia.com